市民健康普及教育丛书

肾脏病科普

100 问

主　编　边学燕　马建伟　鲍玲玲

副主编　罗春雷　陆　燕　包斯增

编　者　（按姓名音序排列）

戴丽丽　顾玲娜　黄坚成　单晓彤

苏　秦　徐庆青　应　霁　应家佩

俞　强　张翔宇　张燕波

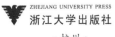

ZHEJIANG UNIVERSITY PRESS

浙江大学出版社

·杭州·

图书在版编目（CIP）数据

肾脏病科普100问 / 边学燕，马建伟，鲍玲玲
主编． — 杭州：浙江大学出版社，2023.8
ISBN 978-7-308-23732-1

Ⅰ．①肾… Ⅱ．①边… ②马… ③鲍… Ⅲ．①肾
疾病－诊疗－问题解答 Ⅳ．①R692-44

中国国家版本馆CIP数据核字(2023)第080848号

肾脏病科普100问
SHENZANGBING KEPU 100 WEN
边学燕　马建伟　鲍玲玲　主编

策划编辑	柯华杰
责任编辑	曾　熙
责任校对	李　晨
封面设计	林智广告
出版发行	浙江大学出版社
	（杭州市天目山路148号　　邮政编码　310007）
	（网址：http://www.zjupress.com）
排　　版	杭州林智广告有限公司
印　　刷	杭州捷派印务有限公司
开　　本	889mm×1194mm　1/32
印　　张	3.375
字　　数	55千
版 印 次	2023年8月第1版　2023年8月第1次印刷
书　　号	ISBN 978-7-308-23732-1
定　　价	25.00元

总　序

疾病，自古以来就是人类无法绕过的话题，它与人类相伴相随，一直影响着人类社会和人类文明。随着科技的飞速进步及社会的不断发展，人类在与疾病的斗争中不断取得胜利，人类对于自身的健康有了越来越多的主动权。特别是近年来，随着国民健康意识的不断提升，越来越多的人关注健康问题，追求"主动健康"。国家也在以前所未有的力度推进"健康中国"建设，倡导健康促进理念，深入实施"将健康融入所有政策"。2019 年 7 月，国务院启动"健康中国行动（2019—2030 年）"，部署了 15 个专项行动，其中第 1 项就是"健康知识普及行动"，这也凸显了国家对健康知识普及工作的重视。

健康科普是医务工作者的责任，也是医务工作者的义务。人们常说，"医者，有时是治愈，常常是帮助，总是去安慰"。作为医生，我们在临床工作中，发现许多患者朋友有共同的问题或困惑，如果我们能够提前做好科普，答疑解惑，后续的治疗就能事半功倍。通过科普书籍传递健康知识，打破大众的医学认知壁垒，能为未病者带去安慰，增强健康知识储备；为已病者提供帮助，使其做一个知情的患者；给久病者以良方，助其与医生共同对付难缠的疾病。这就是编写本丛书的初衷，也是编写本丛书的目的。

都说医生难，其实大部分没有医学知识的普通民众更难。面对庞杂的医疗信息，面对各地不均衡的医疗水平，面对复杂的疾病，一方面要做自己健康的第一责任人，另一方面还要时刻关注家人的身心健康。我作为医生同时又是医院管理者，也一直在思考能为广大民众做点什么，以期既能够治愈来医院就诊的患者，又能为出于这样或那样的原因不能来医院面诊的患者解决问题。

这套科普丛书，就可以解决这个问题。它以医学知识普及为目的，从医生的专业角度，为患者梳理了常见疾病预防治疗的建议。丛书共 15 册，涵盖了情绪管理、居家护理、肥胖、睡眠、糖尿病、肾脏病、糖尿病肾脏病、口腔健康、呼吸系统疾病、骨质疏松、脑卒中、心脏病、高血压、女性卵巢保护、前列腺疾病 15 个主题。每册包含 100 个常见问题（个别分册包含 100 多个常见问题），全书以一问一答的形式，分享与疾病相关的健康知识。丛书的编者都拥有丰富的临床经验，是各科室和学科专业的骨干。丛书分享

的知识点都是来源于一线医务工作者在疾病管理中的
实践经验，针对性强。通过阅读，你可以快速而有针
对性地找到自己关心的问题，并获得解决问题的办法，
从而解除健康困扰。你也可以从别人的问题中受到些
许启发，从而在守卫健康的过程中少走一些弯路，多
做一些科学的、合理的选择，养成良好的健康生活方式。
因此，特撰文以推荐，希望我们这个庞大的医生朋友
团队用科普的力量，在促进健康的道路上与你一路
同行。

　　未病早预防，有病遇良方，愿大家都能永葆健康！

2023 年 3 月

前言

慢性肾脏病（chronic kidney disease，CKD）是严重危害人类健康的常见病。2020年的世界肾脏日，国际肾脏病学会和国际肾脏基金联盟宣布全球肾脏病患者数量为8.5亿，全球患病率高达11.2%。2023年发布的最新流行病学调查显示，我国成年人慢性肾脏病患病率约为8.2%。慢性肾脏病已经成为跨越国家、民族、种族等的全球性公共健康问题。由于其具有患病率高、发病隐匿、知晓率低、预后差及医疗费用昂贵等特点，无论是在发达国家还是在发展中国家，慢性肾脏病的防治均面临着严重的挑战。为此，肾脏病的科学防治和科普推广是广大肾脏病工作者的重要任务。科普可以让广大群众及肾脏病患者了解肾脏的生理功能，知晓肾脏病的各种常见临床表现、治疗策略及日常生活中的注意事项。宁波大学附属第一医院泌尿肾病中心长期致力于慢性肾脏病规范化诊治及长程管理，在慢性肾脏病的防治工作中积累了丰富的管理经验。该中心是宁波市慢性肾脏病临床防治指导中心挂牌单位。本书由宁波大学附属第一医院泌尿肾病中心资深医护人员结合自身的临床实践及诊治体会编写而成。全书采用通俗易懂、简明扼要的问答形式，并配以生动有趣的插图，将肾脏病的基本概念、解剖生理知识、常见病因及高危因素、基本疾病类型、主要临床表现、实验室检查、诊疗原则、终末期肾脏病替代治疗方式、营养治疗和日常生活中的注意事项等归纳为慢性肾脏病科普知识100问，适合广大普通人群和肾脏病患者朋友阅读。希望通过本书的出版，帮助广大民众认识和关注肾脏病，及时发现并有效管理慢性肾脏病，延缓肾脏病的进展。

编者

2023年3月

目 录
CONTENTS

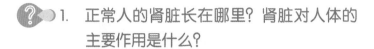

1. 正常人的肾脏长在哪里？肾脏对人体的主要作用是什么？

正常人的肾位于腰背部脊柱两侧，紧贴腹后壁，右肾比左肾略低。人体每时每刻都在新陈代谢，食物进入体内经胃肠道吸收，经肝脏加工合成人体需要的各种营养物质，这些物质大多需要肾脏再次过滤。可别小看这两个小小的肾脏，它们可以非常智能地把人体需要的营养物质按需吸收利用，同时把一些代谢废物通过尿液排出体外。所以肾脏就像"调节器"一样，维持人体有序、稳定的内环境，使人体可以进行正常的生理活动。不过，你可能没想到的是，肾脏除了"排泄废物"，还有"内分泌功能"。肾脏分泌的前列腺素和肾素可以调节血压，促红细胞生成素（以下简称促红素）可以促进红细胞生成。肾脏还参与维生素 D 的活化，促进钙磷吸收，防止骨质疏松。因此，小小的肾脏对人体来说真的必不可少。

肾脏结构如图 1 所示。

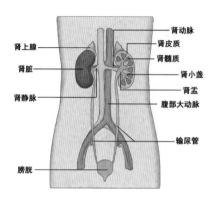

图1 肾脏结构示意

❓ 2. 什么是慢性肾脏病?

慢性肾脏病是严重危害人类健康的常见病,过去人们常说的尿毒症,其实就是慢性肾脏病的晚期阶段。

慢性肾脏病是指任何原因所致肾脏损伤(肾脏结构或功能异常)在3个月以上。肾损伤包括血、尿指标异常(如血肌酐升高、蛋白尿、肾性血尿等),肾脏影像学检查异常,肾脏病理证实肾脏病变或估算的肾小球滤过率(estimated glomerular filtration rate,eGFR)持续小于60毫升/(分·1.73米^2)时间超过3个月。eGFR可以通过血肌酐及其他一些变量(包括年龄、性别、种族和体表面积)的公式进行推算。

从这个定义来看，除了急性肾小球肾炎（以下简称急性肾炎）外，绝大多数的肾脏病都可以归属于慢性肾脏病的范畴。

慢性肾脏病病因目前国内以慢性肾小球肾炎（以下简称慢性肾炎）为主，但在国内大城市及欧美国家中，糖尿病肾病和高血压肾病已经代替慢性肾炎，成为慢性肾脏病及尿毒症的主要病因了。

3. 慢性肾脏病常见吗？为什么大多数人不知道自己得了这种病？

慢性肾脏病目前已经成为威胁人类健康的公共卫生问题。我国慢性肾脏病患者超过 1.2 亿，每 10 个人中就有 1 个慢性肾脏病患者，尿毒症患者的数量也在逐年攀升。相对慢性肾脏病患病率的高发，民众对慢性肾脏病的知晓率却偏低，仅为 12.3% 左右。慢性肾脏病被称为"沉默的杀手"，因为它早期往往不容易被发现，甚至可能出现漏诊。为什么会出现这种情况呢？

第一，慢性肾脏病可以完全没有症状或症状不明显，不能引起患者及家属的足够重视。肾脏的代偿功能极其强大，即使肾脏功能已经损失 50% 以上的慢性肾脏病患者仍可能没有任何症状。

第二，很多人仗着年轻，不参加体检，或者即使参加了体检，但对体检提示的尿检异常、血肌酐等异常结果并不重视，因为这些患者大多并没有症状和不适，工作又忙，就忽视异常的检查结果了。

第三，肾脏病高危人群缺乏进行定期体检筛查的意识，对于初诊的高血压、糖尿病等患者，只是单纯地使用降压药、降糖药进行治疗，而未注重尽早进行肾脏方面的检查。

此外，肾脏病科普宣传力度有待增强，广大群众未能及时充分地了解预防肾脏病的知识，使部分患者未能及时就诊或不愿就诊。

 4. 经常腰痛是不是肾脏出问题了呢？

腰部指的是身体胯上肋下部分，腰痛即指此部位的疼痛。腰部的正中是脊柱，腰部从外至内分别是皮肤、皮下组织、肌肉、腰椎间盘和肾脏。从外至内的任一组织损伤都会出现腰痛，如皮肤的带状疱疹、腰肌劳损、腰椎间盘突出等，所以腰痛不一定是肾脏出问题!

但确实有一些肾脏病患者会腰痛，常发生在急性肾炎、肾囊肿出血时，因为肾脏外的包膜含有神经，所以当急性肾炎、肾囊肿内出血时肾脏增大，肾包膜受牵拉时就会出现腰酸腰痛；而肾组织内部本身并无痛觉神经，患慢性肾炎时，因肾脏体积不变或者缓慢缩小，不会牵拉包膜，患者一般不会出现腰痛腰酸等情况。正因为慢性肾脏病通常没有腰痛等症状，所以它还有个外号叫"沉默的杀手"，在不知不觉中患者的肾功能就丧失了。

总之，腰痛不一定是肾脏出现了问题，应首先判断腰痛的部位和性质，结合相关的血生化、尿常规、肾脏超声及腰椎 CT（computed tomography，即电子计算机断层扫描）等检查找出病因，针对性治疗。

5. 肾脏如果坏了，会出现什么后果？

肾脏主要是人体用来排水、排毒的器官，此外还有内分泌功能，主要维持人体内环境的稳定。而尿液就是装载废物的"货车"。当肾脏出现问题时，上述肾脏功能就会出现障碍，反映在人体上就会表现为小便颜色加深、有泡沫、尿量增多或减少。人体内废物积聚，就会导致精神不振、疲劳、乏力、浮肿、贫血、食欲减退、恶心呕吐、腰痛、头晕、血压升高等不适症状，严重时还会出现尿毒症、心脑血管意外，甚至危及生命，所以要警惕肾脏发出的各种信号，早期发现肾脏病的蛛丝马迹，尽快到正规的综合性医院接受治疗。

6. 尿液发红，是不是得了肾脏病？

尿色红不一定是肾脏病。首先，某些食物（如甜菜根、红心火龙果、胡萝卜等）和某些药物及其代谢产物（如利福平、大黄片等）均可导致尿液呈红色；当女性处于月经期或痔疮出血时，血混入尿，也可出现尿色加深发红的现象；剧烈运动后也可能出现一过性血尿等。排除了食物、药物和经期等相关因素后，临床引起血尿最常见的原因是泌尿系统疾病，如肾小球肾炎（以下简称肾炎）、泌尿系统肿瘤、结石、感染等，所以发现尿色发红，不要过分担心害怕，正确的做法是及时去正规专科医院接受专业的评估诊断。

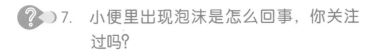

7. 小便里出现泡沫是怎么回事，你关注过吗？

一般来说，如果排尿后发现尿中泡沫较大或大小不一，并且持续时间较短，这是由于尿液中本身含有的有机物质和无机物质（如矿物盐）使尿液张力增强而形成的，属于正常排尿冲起的泡沫。放置一段时间一般会自行消散，无须紧张。如果尿液表面漂浮着一层细小的泡沫，且久久不散，则有可能是蛋白尿或者有细菌感染。自己鉴别的最好方法是，取一支试管装20毫升尿液，用手来回振荡，如尿液表面出现细小而久不消散的泡沫，为可疑蛋白尿。当然，最准确的判断方法是去医院进行相关尿液化验。所以平时大家要关注自己的尿液性状，一旦发现有泡沫尿，应及时至肾内科就诊。

8. 怎么判断自己得了肾脏病？

慢性肾脏病早期一般不痛不痒、能吃能睡，所以很多肾脏病患者一发现就是尿毒症。由于其症状很隐匿，不容易被发现，作为一名普通人，怎样才能在早期发现肾脏疾病呢？了解肾脏病早期出现的症状，有助于及时识别肾脏病。以下是肾脏病发生的一些早期信号：①尿液中出现泡沫，久放不散；②尿色加深，出现血尿；③夜尿增多，尿量异常增多或减少；④易疲劳、乏力、腰酸、浮肿；⑤出现贫血、高血压、骨质疏松等。发现这些症状，应及时去肾脏科就诊，进行相关的检查。

 9. 如何判断排尿异常？

排尿异常往往包括排尿次数异常和尿量异常，其中排尿次数异常多见于排尿次数增多，即尿频。尿频是指一个人在一天中排尿的次数明显增多，超过正常范围。通常成人每天排尿的次数在 4～8 次被认为是正常的，但也受到个体差异、饮水量、药物或疾病的影响。而夜尿增多是指夜间小便次数增加，在 3 次以上，或夜间尿量增加，超过全日尿量的 1/4。一般情况下，我们正常人尿量 24 小时为 1000～2000 毫升，24 小时尿量少于 400 毫升称为少尿，超过 2500 毫升称为多尿。因此，当出现尿频、夜尿增多、少尿或多尿时，往往提示排尿异常，此时需至医院进一步检查。

10. 浮肿是不是意味着有肾脏疾病呢?

浮肿(又称水肿)是指体液在组织间隙中滞留导致组织肿胀的现象。虽然肾脏疾病是导致浮肿的常见原因之一,但并不是所有浮肿都意味着有肾脏疾病。浮肿可以由多种原因引起,包括但不限于以下几种。

(1)肾脏疾病:肾脏是维持体内液体平衡的重要器官,当肾脏功能出现异常时,可能会导致体内积聚过多的液体,引起浮肿。例如,慢性肾脏病、急性肾衰竭、肾炎等疾病都可以导致浮肿。

(2)心脏疾病:心脏疾病也是常见的引起浮肿的原因之一。心脏泵血功能不足时,血液回流不畅,可能导致体液在组织间隙滞留,引起浮肿。

(3)肝脏疾病:肝脏功能异常时,可能会导致体内蛋白质合成减少,造成血浆胶体渗透压下降,进而引起组织间隙中液体的滞留,导致浮肿。

(4)淋巴系统问题:淋巴系统是排除体内多余液体的重要系统,当淋巴系统发生阻塞或损伤时,也可导致浮肿的发生。

此外,一些其他因素,如甲状腺功能异常,血管病变,如静脉瓣膜功能不全、静脉血栓、药物副作用、饮食习惯、妊娠等也可能导致浮肿的出现。

因此，浮肿并不是单独指向肾脏疾病的信号，它是一个非特异性的症状，可能与多种疾病或因素有关。如果出现持续或明显的浮肿，建议及时咨询医生进行详细的评估和诊断，以确定其原因并采取相应的治疗措施。

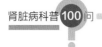 11. 如何判断慢性肾脏病病情的轻重？

判断肾脏病是轻是重，需要综合多方面因素来考量。

（1）根据基于血肌酐等指标估算的肾小球滤过率，可将所有的慢性肾脏病进行分期，是判断肾脏病轻重的重要指标。

（2）尿蛋白量的多少可反映肾脏病变的程度，大量蛋白尿的持续存在将加速慢性肾脏病的进展。研究表明蛋白尿的严重程度将影响肾脏病的预后。

（3）尿中红细胞的多少也可以反映肾脏炎症病变的情况。

（4）合并贫血、高血压的程度这也能反映慢性肾脏病的严重程度。

（5）肾活检可检查肾损伤的病理类型，对判断肾脏病的严重程度有重要意义。

❓ 12. 哪些人是易患慢性肾脏病的高危人群？

（1）高血压病人：随着患高血压时间的增长，如果血压不达标，患慢性肾脏病的风险也随之增加。

（2）糖尿病病人：糖尿病引起的糖尿病肾病目前已经成为尿毒症最主要的病因之一。

（3）肥胖、痛风、高脂血症等人群：这些疾病本身会导致肾脏损害，加上这些病人常常会用药治疗，如减肥药、解热镇痛药，或服用对肾脏有毒性的中药（如含有马兜铃酸等成分），都会增加患慢性肾脏病的风险。

（4）家族中有遗传性肾脏病史或聚集性发生肾脏病的人群。

（5）65岁以上的老年人：随着年龄的增长，会出现生理性肾脏老化现象，肾脏的代偿功能下降，身体一有"风吹草动"肾脏就容易受损。老年人并存疾病较多（如合并冠心病、高血压、骨关节病、肿瘤、各种疼痛等），合并用药多且复杂，这些都是慢性肾

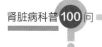
脏病的易患因素（见图2）。

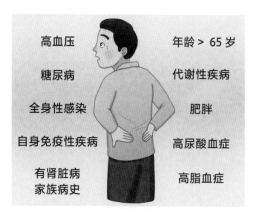

图2　易患慢性肾脏病的高危人群

13. 为什么有人"感冒或腹泻"后会出现血尿？这严重吗？

　　感冒或腹泻大多数是由呼吸道、肠道细菌或病毒等微生物感染引起的，感染后机体会出现一系列免疫反应以对抗病毒和细菌，但有一部分人反应过度会出现免疫紊乱，反而出现攻击自身身体的状况。临床上最常见的疾病是急性链球菌感染后的肾炎和自身免疫性肾病（如 IgA，immunoglobulin A，即免疫球蛋白 A 肾病）。临床上出现的血尿、蛋白尿加重、高血压，甚至肾功能减退，如果及时治疗，这些情况可以很快改善；链球菌感染后肾炎可以治愈；而IgA 肾病是慢性病，需要长期随访，反复的"感冒或腹泻"会让 IgA 肾病病情反复和加重，导致肾功能加速减退。

14. 慢性肾脏病可以预防吗？

虽然肾脏病一部分与先天异常、家族遗传及自身的特殊体质有关，但是多数肾脏病是可防可治的。做好以下几个方面有助于肾脏病的防治。

（1）平时饮食不宜过咸，平衡膳食，戒烟戒酒。

（2）适当多饮水，不憋尿。保持适当的尿量，及时排尿，有助于预防尿路感染和结石。

（3）坚持运动锻炼，控制体重。

（4）避免自行滥用药物，如长期服用止痛剂，或使用偏方等均可能导致肾脏损害，某些含有马兜铃酸成分的中草药明确可引起肾脏损害，甚至致癌。

（5）每年定期进行尿常规、肾功能及肾脏 B 超等检查，有助于肾脏疾病的早期发现、早期治疗。

（6）对易患肾脏病的高危人群（如糖尿病、高血压患者）进行定期的尿微量蛋白、血肌酐等检查，控

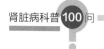

制血压及血糖, 有助于防止慢性肾脏病的发生和发展。

15. 慢性肾脏病分几期? 按什么指标分期?

目前, 根据肾小球滤过率 (glomerular filtration rate, GFR) 将慢性肾脏病分为 5 期, 如表 1 所示。

表 1 慢性肾脏病的分期 (CKD 分期)

描述	GFR / 毫升 / (分·1.73 米²)
正常肾功能	≥ 90
肾功能轻度下降	60 ~ 89
肾功能中度下降	30 ~ 59
肾功能重度下降	15 ~ 29
肾衰竭 (尿毒症期)	< 15 或透析

16. 哪些慢性肾脏病最易导致尿毒症?

(1) 各类原发性和继发性肾小球疾病: 包括各种原因引起的慢性肾炎、肾病综合征等, 若未得到及时治疗和有效控制, 均有可能发展为尿毒症。狼疮性肾炎、血管炎等引起的肾损害治疗时间窗极短, 需要高度重视, 发生尿毒症概率极大。

(2) 糖尿病肾病: 患上糖尿病后, 1/3 以上的患者有可能会发展为糖尿病肾病, 糖尿病肾病在欧美国家已是尿毒症的首位原因。

（3）部分遗传性疾病：中国比较多见的是多囊肾，较多病人会发展为尿毒症。

17. 促进慢性肾脏病加重的因素有哪些？

（1）基础疾病治疗效果不佳：如高血压、糖尿病控制不好。

（2）慢性肾脏病治疗效果不佳：如持续明显的蛋白尿。

（3）患者依从性差：如不及时、不定期复诊；随意减药、停药、换药，饮食控制不良（尤其是不限制蛋白质的摄入）。

（4）感染：感染导致机体抵抗力下降，从而加快肾脏病变的进展，肾功能进一步恶化。

（5）肾毒性药物：一些肾毒性药物的使用，如庆大霉素、化疗药、含马兜铃酸的中草药等可能损伤肾脏。

18. 环境污染、PM2.5 高与慢性肾脏病有关系吗？

多项研究显示，空气污染物，特别是长期暴露在

PM2.5（即直径小于或等于 2.5 微米的尘埃或飘尘在环境空气中的浓度）环境中可增加慢性肾脏病的患病风险，具体表现为大气 PM2.5 浓度每增加 10 毫克 / 米³，慢性肾脏病患病风险比值比为 1.28。对不同因素影响的分析结果显示，大气 PM2.5 对慢性肾脏病患病风险的影响城市高于农村。[1]

19. 慢性肾脏病可以治愈吗？需要终身随访吗？

慢性肾脏病无特效药，但有很多药物可以帮助疾病缓解，尤其目前新药不断开发，部分类型的肾脏病也有了一些特效药物。大多数症状较轻、病理损害较轻的肾脏病，经治疗可以达到临床治愈；如症状较重、病理类型复杂，且治疗不及时的肾脏病，往往迁延难愈。慢性肾脏病需要终身定期随访，因为部分肾脏病有复发和加重的可能，而且肾脏病进展中有很多合并症和并发症，如心脑血管意外，都需要警惕，定期复查肾功能、尿常规有助于及时判断病情变化。

---

[1] 张志宏，王金泉 . PM2.5 暴露与慢性肾脏病风险的研究现状 [J]. 东南大学学报（医学版），2017(36)：486–490.

20. 尿常规报告单中有很多异常，一定有肾脏病吗？

拿到尿常规报告有很多箭头指示指标异常的时候，千万别慌，并不一定说明得肾脏病了。尿液检查会受到很多因素的干扰，比如采集方式不当、采集时间不当、留尿器皿不当、白带的污染、留取尿量过少等均会影响尿液检查结果。最好是留取晨尿中段尿及时送检（2小时内），女性朋友还要避开月经期（一般建议经期完全结束3天后留取）。只有在标本留取准确、至少经过两次复查，并结合临床症状体征及其他检查后，方可诊断有无肾脏病。

一张尿常规报告单中包含了很多的信息，当你的尿常规结果出现箭头的时候，不要觉得无所谓，更不要觉得自己一定是得肾脏病了，要听从专业医生的分析。

21. 肾脏病患者需要做哪些检查？

肾脏病患者常需要监测血液、尿液，并进行超声、CT检查等。一般检查包括尿常规、尿蛋白成分分析、24小时尿蛋白定量、尿微量白蛋白／肌酐比值

（albumin-to-creatinine ratio，ACR）、GFR、生化指标、免疫功能指标、感染指标、泌尿系统彩色超声（以下简称彩超）或 CT 等（见图 3）。

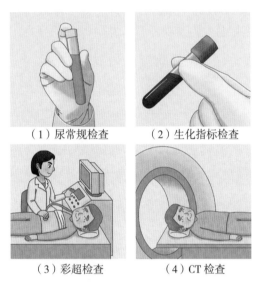

（1）尿常规检查　　　　（2）生化指标检查

（3）彩超检查　　　　　（4）CT检查

图 3　肾脏病患者需要做的检查示意

做各种各样的检验检查，主要是要寻找肾脏病的原因，因为肾脏本身会出现各种病变，而肾脏外的其他器官病变也会累及肾脏，譬如年轻育龄期女性必须查风湿指标，有助于系统性红斑狼疮等疾病的排查；老年患者必须排查肿瘤指标以排除肿瘤性疾病等。

而最终明确肾脏疾病还需要依赖肾穿刺活检。肾活检结果对肾脏病诊断、治疗、结局判定意义重大。

22. 肾功能好不好，看哪些指标？只看血肌酐行不行？

目前临床上评估肾功能好坏主要看以下指标：血肌酐、eGFR、血清胱抑素 C。血肌酐最常用，因为检测起来价廉又方便，但不太精准，多种因素可能导致化验结果的偏差。在大吃大喝、健身运动后血肌酐指标会偏高，而老年人，或有肌肉萎缩、素食等情况的人的血肌酐指标又会偏低；某些药物，如糖尿病患者常用的羟苯磺酸钙等会干扰血肌酐的检验，致血中肌酐偏低。一般来说，当发现血肌酐上升，往往提示肾脏功能可能已经下降接近一半了。所以单纯看血肌酐判断肾功能并不十分准确。

目前推荐常规测血肌酐，结合胱抑素 C 测定和根据 CKD-EPI 公式估算的肾小球滤过率来综合评估肾功能。

23. 与肾脏相关的影像学检查有哪些？为什么要做这些检查？

（1）肾脏 B 超

超声检查（B 超）无创伤、无辐射、价格便宜，是一些疾病首选的检查方法。肾脏超声检查可以显示肾脏大小、形态、皮质厚度及回声情况，对判断急、慢性肾衰竭较有意义，同时可以观察肾脏是否有囊肿、结石、肿瘤、积水等情况。

（2）泌尿系统 CT

可用于发现先天性肾畸形、肾损伤、肾肿瘤、肾结石并进行定位等。

（3）肾核素扫描

肾核素扫描利用放射性核素检查方法，可以测得左右肾脏各自的肾功能情况，在肾动脉狭窄、尿路梗阻、移植肾等肾功能评估方面具有独特优势。

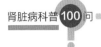 **24. 如何留取 24 小时尿液？**

早晨（6 点或 7 点）将膀胱中的尿液排净，从膀胱排空开始计时，收集此后 24 小时内所有的尿液，同时记录每次尿量。需要注意的是，第二天早晨（6 点或 7 点）的尿液也需要留取收集，这就是完整的 24 小时尿液。记录总的尿量，同时将尿液搅拌、混匀后取 10 毫升左右送检化验。夏季天热时可用甲苯防止尿液腐败，春、秋、冬季放置阳台即可。女性应避开

月经期做该项检查。

 25. 尿细菌培养的标本留取与普通尿检有什么不同吗?

　　尿培养的留取关键是准确留取清洁中段尿。一般留取清晨第一次尿液,保证尿液在膀胱内停留 6 ～ 8 小时,留取中段尿前用清水或肥皂清洗外阴,有条件者可用 1:1000 新洁尔灭棉球擦洗尿道口及周围组织,用无菌容器(一般到医院取得无菌试管)收集中段尿液,尽快送检。留取过程中要注意无菌操作,手或外阴不能直接接触无菌容器。女性应避开月经期,同时要避免白带污染。男性要避免前列腺液或者精液污染。尿培养的留取应在使用抗生素前或停药 3 ～ 5 天后。

 26. 抽血化验检查前要空腹吗?

　　建议最好在空腹、平静状态下进行抽血化验。因为所有的化验检测项目有一个参考范围,而参考范围的制定是以健康人空腹抽血的检测结果为依据的。如果不空腹抽血,那么参考区间就会缺乏可比性,影响

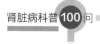

结果的判读。另外，进食后的血液（尤其是进食半小时左右）中的脂质，特别是甘油三酯增加，会导致血清或血浆呈乳白色样浑浊，这会干扰检测结果。所以没有特殊情况，还是建议空腹抽血。

27. 医生让我做肾活检，我到底该不该做？

肾活检是在超声引导下把活检针穿刺进肾脏，取得长约 1.5 厘米的组织 2～4 条，大约 20 个肾小球，而人体一般有 200 万个肾小球，所以取得这一点的组织对人体影响并不大（见图 4）。但肾活检毕竟是将针从皮肤戳入肾脏组织，所以属于创伤性检查，有时会出现感染，或伤及血管出现肾脏出血等情况。

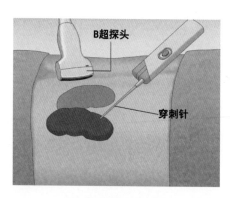

图 4　肾穿刺活检示意

但不能因噎废食，因为肾活检的一点风险而不做肾活检，最终延误肾脏病的诊断。肾活检病理结果对某些肾脏病的诊断是不可或缺的，对肾脏病的诊断、治疗及判断预后有重大意义，其他检查代替不了。

对于蛋白尿、血尿、肾病综合征、不明原因的肾功能急剧下降、狼疮性肾炎等情况均需要进行肾穿刺活检。

但是对于不能配合、多囊肾或巨大囊肿、有出血倾向、有感染的情况，如急性肾盂肾炎、肾脓肿、穿刺部位皮肤明显感染、孤立肾、肾脏明显缩小等情况，一般也不建议做肾穿刺活检。

28. 这么贵的基因检测，医生为什么建议我早点做？

现代医学发展迅速，基因检测会更精准诊断某些疾病。一些肾脏疾病与遗传因素密切相关，比如多囊肾、奥尔波特综合征（Alport syndrome，也称眼—耳—肾综合征）、法布里病（Fabry disease，也称法布瑞氏症）、薄基底膜疾病等，而目前的研究也显示，大约有 10% 的慢性肾脏病是由基因突变引起的。对于遗传性和原因不明、治疗效果不好的慢性肾脏病患者来说，通过基因检测明确致病基因有助于诊断并进行个性化的治疗，避免不必要和不明确的治疗。尤其是对于有肾脏病家族史的肾脏病患者，建议早期筛查基因，也有助于优生优育。

29. 肾脏方面的体检应注意什么？

肾脏方面的体检主张做 3 类检查，即尿常规、肾功能和肾脏彩超检查。尿蛋白定量异常患者还需要参考肾功能（尿素氮、肌酐）的检查，以及肾穿刺活检病理学检查。建议关注血压，肾脏病与高血压有着极为密切的联系，高血压可导致肾脏病，肾脏病又能引发血压异常。一般建议每年体检一次，时常关注自己的血压、尿液情况，早期发现肾病，早期干预治疗。

30. 常见的肾脏疾病类型有哪些？

慢性肾脏病是常见的慢性疾病，10 个人中约有 1 个慢性肾脏病患者。

临床上最常见的肾脏病有以下几种。

（1）慢性肾炎平时大多无症状，但仔细观察会发现尿中常有泡沫、尿色深，甚至呈洗肉水样，或者夜尿增多等。这些病人通常需要进行肾活检，做病理检查，其中包含很多不同病理类型的肾脏病，治疗和结局都不相同。

（2）IgA 肾病：通常在"感冒"、胃肠炎后发作或加重，出现血尿及尿中泡沫增多等现象，有时伴有血压升高的情况。

（3）急性肾损伤：各种原因（如腹泻、药物过敏等）导致的肾脏急性损害，时间不超 3 个月，短期内尿量减少或血肌酐快速上升等，通常需要住院积极治疗。

（4）慢性肾脏病：在各种病因作用下，肾脏出现病变或功能损害超过 3 个月，根据损害程度将慢性肾脏病分为 1～5 期，1 期肾脏功能基本正常，5 期属于晚期，即尿毒症。

（5）各种感染，如细菌、病毒感染、免疫紊乱、高血压、糖尿病、痛风等肾脏外因素导致的肾病：如乙型肝炎相关性肾小球肾炎、血管炎、狼疮性肾炎、糖尿病肾病、高血压性肾损害、痛风性肾病等。

（6）遗传性肾病：如多囊肾、家族性遗传性血尿、

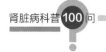

眼—耳—肾综合征等。

31.　胡桃夹综合征是怎么回事？

胡桃夹综合征又称左肾静脉压迫综合征，左肾静脉要经过腹主动脉和肠系膜上动脉所形成的夹角，当夹角过小，肾静脉受压血液回流受阻，导致左肾、输尿管及睾丸等静脉压力增高，从而导致一系列的症状，多见于体型瘦长的青少年，因此，进入青春期时出现血尿和蛋白尿，并于立位或行走时加重，需要警惕胡桃夹综合征。该病多数人不需要特殊治疗，但要避免长时间剧烈的运动，重视观察随访，因为部分胡桃夹患者可同时合并 IgA 肾病和其他肾脏病，临床表现是非常相似的，这就需要专科医生进行鉴别诊断，必要时可进行肾活检来确诊。

32.　肾囊肿和多囊肾有区别吗？

肾囊肿常指单纯性肾囊肿，即肾脏内出现大小不等的、与外界不相通的囊性包块，囊内多数是淡黄色囊液。该病多发于男性，患病率会随着年龄的增长而增加。一般来说，该病没有任何症状，大多是由常规体检时超声检查发现；当囊肿直径较大时，有时可出现腰背部疼痛，如果疼痛加剧，要警惕囊肿发生出血或感染的可能。大多数单纯性肾囊肿不需要治疗，定期复查即可。但当单纯性肾囊肿迅速增大或囊肿直径>5厘米时，则建议到外科咨询是否手术治疗。

多囊肾是最常见的遗传性肾脏病，表现为双侧肾脏内发生无数大小不等的囊肿，大者直径可达数十厘米，大小囊肿布满整个肾脏，使肾脏体积增大。多囊肾患者早期大多无症状，随着囊肿不断增大及增多，会出现腹膨大如孕妇状，腰痛、肉眼血尿或继发感染等症状。多囊肾有明确的家族遗传性，分常染色体显性遗传多囊肾病和常染色体隐性遗传多囊肾病。常染色体显性遗传的特点是男女均可能发病，如果双方父母一方有多囊肾，子代有 50% 遗传的可能。多囊肾属于基因突变导致的一种疾病，目前无特效药，以对症治疗为主。随着囊肿的进行性增大，会逐渐破坏肾脏的结构和功能，最终可能导致尿毒症，需要肾替代治疗。

肾囊肿和多囊肾如图 5 所示。

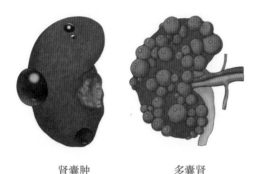

肾囊肿　　　　　　　　多囊肾

图5　肾囊肿和多囊肾示意

33. IgA 肾病是个常见病吗？能治愈吗？

IgA 肾病是中国人最常见的肾病类型，必须通过肾活检病理分析才能确诊。临床表现为反复发作性肉眼血尿或镜下血尿，可伴有蛋白尿，部分患者可以出现高血压或肾功能不全。IgA 肾病能否治愈取决于 IgA 肾病的病理类型、蛋白尿、高血压程度，以及对治疗的反应。大多数 IgA 肾病经治疗，病情可以在较长时间内维持稳定，预后往往比较好。如果 IgA 肾病发现晚，伴有严重高血压、大量蛋白尿、血肌酐升高，说明肾脏损害已到了比较严重的程度，经过积极治疗，可以延缓病情进展，但进展至尿毒症的可能性还是很大的，所以 IgA 肾病贵在早期发现、早期诊治。

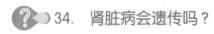

34. 肾脏病会遗传吗？

大多数肾脏病没有明确的遗传病史，但有些肾脏病有家族聚集性，也有一些肾脏病有明确的遗传病史。

有家族聚集性的肾脏病：① IgA 肾病；②系统性红斑狼疮肾炎；③糖尿病肾病；④高血压肾病。

明确会遗传的肾脏病：①常染色体显性遗传多囊肾病；②奥尔波特综合征；③薄基底膜疾病；④法布里病及指甲—髌骨综合征等。这些都是已经明确的遗传性肾脏病。不同的肾脏病，遗传特性差别也很大。不过，随着医学技术的发展，已经可以通过基因检测的方法，提前发现致病基因，做到早发现、早预防，甚至在出生前就通过技术手段，避免致病基因遗传给下一代。

35. 高血压、糖尿病会导致肾脏病吗？

长期的高血压、糖尿病会加重肾脏的负担，血压、血糖控制不佳的患者出现肾脏病概率极大。高血压可导致血管壁压力增高，血管硬化；糖尿病会导致肾脏的高滤过（超负荷工作）；高血压和糖尿病若同时出现，对器官的损害也将产生叠加作用。高血压和糖尿

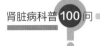

病主要损害大中小动脉，导致血管内膜增厚，管腔狭窄，久而久之会造成对心、脑、肾等器官的供血不足。肾脏其实就是由一团血管球组成的，所以肾脏就成为高血压和糖尿病损伤的最常见的靶器官。供应肾脏的血管硬化、狭窄导致肾小球长期处于缺血状态，就会出现肾小球硬化，最终发展成尿毒症。

36. 过敏性紫癜是"过敏"吗？会导致肾脏病吗？

过敏性紫癜并非我们通常所说的过敏性疾病，其实这是一个历史性的误会。在100多年前医学家刚认识这个病时，由于它的主要症状如皮疹（紫癜）、关节红肿痛、腹绞痛等与食物或药物过敏症状很相似，应用抗过敏药也会有一些疗效，而且有的患者发病与食物或药物过敏也有一定关系，所以，就会认为该病是"过敏"所致，从而得名"过敏性紫癜"。但随着医学的不断发展进步，逐渐认识到过敏性紫癜的主要病因不是"过敏"，更多的是与IgA血管炎相关。当出现肾脏损害时，临床上可出现血尿和/或蛋白尿、肾功能不全等情况，过去常诊断为过敏性紫癜性肾炎或肾型过敏性紫癜，现在已被更科学的病名——IgA血管炎相关性肾炎代替。

总之，目前认为该病通常与饮食、药物或者花粉"过敏"等关系不大，归类于免疫性肾炎，患病后需要在肾脏科或风湿免疫科医生的指导下对症治疗，切不可不分青红皂白地去盲目忌口或进行抗过敏治疗。

37. 为什么有人得了肾脏病的同时还出现了冠心病和脑卒中？

心脑血管疾病死亡为我国人群三大死亡原因之首，而慢性肾脏病则为心脑血管疾病的独立危险因素，因此，慢性肾脏病患者发生心脑血管疾病的概率远远高于同年龄段的其他人群。慢性肾脏病患者常常同时有糖尿病、高血压、高血脂、高尿酸等疾病，这些因素共同损害全身的血管，使血管出现内皮损伤、狭窄甚至闭塞。心脑肾血管丰富，血供发达，最易受累及，所以，慢性肾脏病患者同时出现冠心病、脑卒中的概率极大。有研究表明，慢性肾脏病患者的主要死因不是尿毒症，而是心脑血管疾病！这个比例大概是1：6，也就是说很多慢性肾脏病患者还没进展至尿毒症，就出现了脑卒中、心肌梗死。因此，对慢性肾脏病人群，尤其是尿毒症患者来说，要加强对血压、血脂、血糖、尿酸、蛋白尿、肌酐等危险因素的控制，减少心脑血管疾病的发生。

38. 为什么肾脏病患者既有高血压又有贫血？

普通人常常觉得高血压和贫血是两种完全不相关的疾病，其实在慢性肾脏病患者中，高血压和贫血常常同时出现。慢性肾脏病患者因水肿、血压相关激素分泌紊乱，约一半以上患者有高血压，而且随着肾功能减退，高血压会更常见，程度更严重。贫血几乎在中晚期慢性肾脏病患者中也都会出现，因为肾脏除了排水排毒功能，还有很重要的激素分泌功能，譬如体内红细胞成熟过程中一定要用到的促红素就是由肾脏分泌的，肾脏坏到一定程度，体内毒素积聚，不仅促红素生成减少，而且人体对促红素反应也不敏感，就会导致贫血。而且与高血压一样，随着肾功能减退，贫血会更常见，程度更严重。正因为肾脏本身在体内作用是多功能的，所以在患肾脏病时，其各种功能会同时受损，肾脏病患者同时出现高血压和贫血也就不足为奇了。

39. 慢性肾脏病患者为什么容易出现骨质疏松甚至骨折？

慢性肾脏病患者由于长期肾损伤，血液和尿液成分异常，使尿中磷排出减少，血中磷浓度升高，容易出现高磷血症、低钙血症。如果长期得不到纠正和治疗，会出现继发性甲状旁腺功能亢进症（简称甲旁亢），过高的甲状旁腺素通过一系列作用会使得骨密度减少，引发骨质疏松。临床可表现为全身骨痛、皮肤瘙痒，稍有闪失就出现骨折。目前尿毒症患者已经可以依赖透析长期生存，而在透析患者中骨质疏松、血管钙化及心脏瓣膜钙化等情况仍然非常常见，部分血管钙化严重的患者可出现四肢远端缺血性坏死、皮肤溃疡及心力衰竭等症状。

40. 慢性肾脏病患者血压、血糖最佳控制目标是多少？

肾脏病常常会导致高血压，而高血压反过来也会加重肾脏负担，损伤肾脏。随着肾脏病的进展，高血压的发生率增高，程度会加重，患心血管疾病的风险较普通人明显增加。全球多项研究证实，控制血压可以延缓肾脏病的进展，减少心脑血管意外的发生。专家建议在可耐受的前提下，血压控制目标为收缩压<120毫米汞柱，舒张压目前无明确固定的数据。

对于合并糖尿病的肾脏病患者，专家建议未透析前，根据肾脏病分期，糖化血红蛋白值应控制在6.5%～8.0%；对于透析患者，糖化血红蛋白值可放宽至8.0%～9.0%。保持血糖稳定在目标值可以延缓肾功能减退及心脑血管疾病的发生。

41. 肾脏病患者可以抽烟吗？

正如香烟外壳上的警示语"吸烟有害健康"所提示的，肾脏病患者应杜绝吸烟。吸烟不仅会损害我们的肺，同时会引发动脉硬化，损坏血管壁，使得血小板更容易在血管内聚集，容易导致心脑血管疾病的发生。我们的肾脏同样也血管丰富，吸烟同样可能会导致肾功能的损坏，因此，我们倡导慢性肾脏病患者戒烟。

42. 居家测血压要注意什么？

（1）最好由医务人员或相关专业人员对相关知识与操作进行培训。

（2）血压计的准备：选择经过认证的上臂袖带式电子血压计，确保袖带长度及大小与上臂吻合。

（3）自身准备：量血压前不要吃东西、抽烟或喝咖啡，先静坐 5 分钟；坐着时两脚要平踩于地，背部直立靠着，测量时，上臂靠在扶手或桌面上，手臂与心脏同高，不要讲话。

（4）测量频率：每日早、晚测量血压（服用降压药的患者最好在服用降压药物前测量），每次测量应在座位休息 5 分钟后测量 2～3 次，间隔 1 分钟。

（5）每次测量前要注意排空膀胱。

（6）将每次血压测量的时间及结果记录于本子上，同时记录起床时间、睡觉时间、三餐时间及服药时间，就诊时带给医生看。

43. 尿路感染容易反复，如何才能预防尿路感染？

（1）起居规律：积极锻炼身体，增强体质，预防感冒，避免熬夜、劳累。

（2）饮食习惯：平时养成多饮水的好习惯，以保证尿量充足，尿量增加可起到冲洗尿道的作用，促进细菌及毒素的排出。

（3）卫生习惯：女性应注意保持外阴清洁，以冲淋方式为佳，避免盆浴，尤其要关注月经期、妊娠期和产褥期的外阴卫生；夫妻生活前双方均应清洗外阴，结束后排尿一次。

（4）一定不要憋尿，并保持大便通畅。

（5）尿路感染期及治愈后一周内，避免性生活。

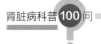 44. 有些尿路感染，为什么伴侣也要一起治疗？

有些尿路感染需要伴侣同治吗？答案当然是肯定的。临床上发现一些反复尿路感染的患者就是因为没有做到夫妻同治所导致的。尿路感染本身不是一种传染病，但性生活会使病原体感染到对方的尿道口。当尿路或生殖道中存在一些特殊病原体，如支原体、衣原体时，如果进行性生活，很容易形成交叉感染。我们要尽可能地预防这种情况的发生，一旦夫妻一方发

生这些病原体的感染，对方也应及时去专科就诊。

为了自身与伴侣的健康，夫妻双方任何一方患有尿路感染后，治疗期间不宜进行性生活。而且，患者要多喝水，及时排尿，避免憋尿，少吃辛辣刺激性的食物，多休息，让自己的身体有一个调整恢复的时间。一旦发生泌尿系统感染，应尽早到医院诊治。

45. 哪些人容易得尿路感染？易感人群有哪些？

当人体正常的防御功能受损时，细菌就可进入尿路并生长繁殖，引起尿路感染。男女老少，都有可能尿路感染，但在以下人群中更容易发生（见图6）。

（1）女性人群，尤其在妊娠期及性生活活跃期易发。原因是女性尿道短而宽直，细菌等微生物容易长驱直入。

（2）有尿路梗阻者，如常见的老年男性前列腺增生致排尿不畅，易引起尿液潴留、细菌繁殖。

（3）有泌尿系统畸形或功能缺陷的患者，如多囊肾、海绵肾患者等。

（4）某些慢性病患者，如糖尿病、慢性肾脏病

或某些免疫性疾病需长期应用激素等免疫抑制剂的
人群。

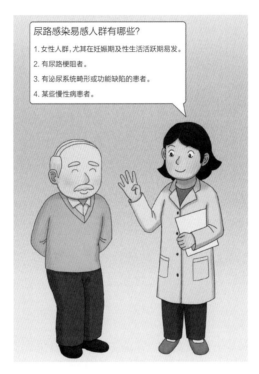

图 6　尿路感染易感人群

46. 为什么泌尿系统会长结石?

　　泌尿系统结石是很常见的泌尿道疾病,男性多于
女性。结石可发生在肾盏、肾盂、输尿管、尿道等,
结石移动时可引起疼痛、血尿、感染等一系列症状,

有人戏称肾结石不是大病，但一痛如"生孩子"，可想而知疼痛是非常剧烈难忍的。

泌尿系统结石形成的主要原因是人体本身代谢异常、尿路梗阻、感染和药物的使用等。结石的主要成分是草酸钙、磷酸盐、尿酸盐，少数情况下是胱氨酸结石。一些食物（如菠菜、高汤等）中含有易形成结石的成分，如草酸、嘌呤，长期食用过多可引起草酸、尿酸类结石；生活中补充过量的钙和维生素 D 等可引起高钙血症，容易导致钙质沉积，易形成结石。所以平时要适当多喝水，勤排尿，及时排出这些多余的代谢物质，可以减少结石形成的概率。

47. 如何预防泌尿系统结石?

泌尿系统结石的复发率很高，预防显得尤为重要。

（1）多喝水，饮水量应保证每天尿量 2000 毫升左右，稀释尿中的结晶结石，冲刷尿路。

（2）少喝含糖量高的饮料，以及啤酒、浓茶、咖啡等。

（3）饮食规律，忌高盐重口味饮食，根据既往结石成分适当调整饮食结构。

（4）不盲目补钙或补充含钙、维生素 D 的保健品。

（5）适当规律的运动。

（6）定期的复查、体检，发现结石咨询专科医生，及时处理。

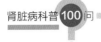 **48. 慢性肾脏病需要进补吗？**

慢性肾脏病患者的饮食原则以低盐、优质低蛋白的饮食为主，一句话：宜清淡饮食。国人向来喜欢食补，尤其对慢性病，因为没有特效药可以根治，很多人就期望通过食补来促进疾病康复；也有不少人认为得了肾脏病就会肾虚，需要进补以弥补肾亏肾虚。这些人出于孝道或关心购买各种保健品、蛋白含量丰富的河鳗、甲鱼，甚至药酒来孝敬父母或关心身边的病友，殊不知，有时好心办坏事，这些所谓的保健品或营养丰富的食材反而加重了肾脏病患者的负担，有可能损伤肾脏，加重肾损害，不利于肾脏病的稳定和康复。所以，肾脏病患者不宜盲目进补，确有需要，还应咨询相应的肾脏科或中医科医生。

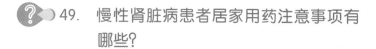

49. 慢性肾脏病患者居家用药注意事项有哪些?

慢性肾脏病患者病程长,合并症多,服药种类多,药物剂型包括针剂、口服剂;储藏方式包括常温或者冷藏;用药间隔单位包括每日、隔日、每周等。所以药物带回家一定要分类管理,不可乱放;按时服药,建议在手机上设置自动提醒闹钟。常用的慢性肾脏病居家使用的药品用药事项如下。

(1)降压药:一般起床即服用,当然可以根据医嘱需要调整服用时间。日常需要监测并记录血压,在下次复诊时,可将自己平日记录的血压反馈给医生,以便根据血压的情况来精准调整降血压药物的剂量和种类。

(2)激素类药物:需严格遵嘱用药,不能随意增减或停止用药。同时也需要注意预防感染,平时勤洗手,出门戴好口罩,少去人群聚集的地方。

(3)人促红素和胰岛素等生物制剂:需要放在冰箱内以2℃～8℃冷藏保存,切记是冷藏箱,不是冷冻箱!如果胰岛素已经开封则没有必要放在冰箱里,在不超过25℃的室温下保存即可。需要注意的是,在炎热的夏季,为避免降低疗效和副作用,建议

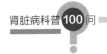
在带往医院进行注射的路途中，使用自制小冰块或者干冰来进行降温保冷。

（4）复方 α- 酮酸、降磷药，如司维拉姆或碳酸镧：要求随餐服用，其中碳酸镧需要先用研磨器磨碎成粉末。

（5）罗沙司他：要特别注意罗沙司他的用药间隔为一周三次，不是一日三次！大家一定要注意，而且不可与司维拉姆同服，会降低罗沙司他的药物疗效，间隔至少2小时。

50. 造影剂对肾脏有毒性吗？

目前，高血压糖尿病人群不断增加，老龄化社会来临，肿瘤及心脑血管疾病增多。为了明确诊断并及时治疗，常需要做增强 CT 等检查。做增强 CT 时需要向体内注射造影剂才能完成检查。造影剂是把双刃剑，一方面对诊治疾病有帮助，另一方面的确对肾脏有一些毒性，进入人体的造影剂，最终都会经过肾脏排泄，造影剂在肾脏中浓度较高时，可直接损伤肾脏并导致肾脏缺血，尤其在已有肾功能不全的患者中更容易发生。当然糖尿病、高龄、冠心病、高血压、脱水及造影剂剂量都是造影剂肾病的高危因素。但普通人也不用"谈造影剂色变"，肾功能正常，又没有上述高危因素的患者，发生造影剂肾损伤的概率极小，即使出现造影剂肾损伤，发现时及时处理，大部分患者肾功能可以恢复。

❓ 51. 肾脏病经常使用激素，激素副作用这么大，到底要不要用？

大多数肾脏病属于免疫性疾病，临床上激素治疗是经典、价廉又相对有效的治疗手段。但激素的副作用也是显而易见的，所以是否使用激素治疗，需根据肾脏病类型，结合身体状况权衡利弊后做出慎重决定。常见的激素的副作用包括：面部满月状、兴奋、抵抗力下降易感染、消化道溃疡、骨质疏松、股骨头坏死、血糖升高、血压升高等，但大多数副作用可以预防和治疗，及时撤药后副作用也大多会消失，当然个别会出现严重感染、败血症，甚至死亡。那么既然副作用那么多，为何还要选用？因为很多肾脏病是由于我们人体的免疫系统出现紊乱而导致的，激素可以起到调节乃至重置免疫秩序的功效，从而缓解疾病甚至治愈肾脏病。某些疾病，如过敏、青少年肾病、红斑狼疮等，激素都可以作为基础治疗方法，通常疗效不错。具体是否使用激素、如何使用激素及避免副作用，需要和专科医生讨论决定。

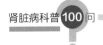 52. 既没有高血压又没有糖尿病，为什么医生开了一些沙坦类降压药及列净类降糖药？

沙坦类降压药是临床上常用的一线降压药，常用的有氯沙坦、厄贝沙坦等。相比于其他降压药，沙坦类降压药除了降压，还有独立于降压以外的肾脏保护作用，可以使蛋白尿减少，肾功能下降速度变慢。列净类降糖药的全名是钠—葡萄糖协同转运蛋白2抑制剂，通过增加尿糖的排泄而降低血糖。但临床研究表明，这些列净类药除了降糖外，对肾脏也有额外的保护作用，与沙坦类降压药一样对尿蛋白的减少，肾功能的恶化有改善作用，而且这两类药对心脑血管也有保护作用，可以明显减少慢性肾脏病患者的心脑血管意外。这些作用得到了大量临床验证，因此，包括美国在内的多国临床指南推荐这两类药用于一些慢性肾脏病的治疗，所以，医生在临床上对某些没有高血压

或糖尿病的慢性肾脏病患者评估后，开具这些降压药和降糖药处方也是合理正常的。

53. 很多慢性肾脏病西医无特效药，断不了根，中药可以治愈吗？

中药是中国医学的特色，在众多疾病的诊疗中取得了较好的疗效，但是中药也并不是无毒无害的，老祖宗告诉我们：是药三分毒！中药不可盲目使用，也不能长期不按疗程使用。很多中药中含有肾毒性成分，最常见的如含马兜铃酸成分的中药，目前有明确证据证明其会致癌、有肾毒性。含马兜铃酸成分的中药有关木通、广防己等，含马兜铃酸成分的中成药有复方蛇胆川贝散、复方胃痛胶囊、杜仲壮骨胶囊、龙胆泻肝丸等。因此，中西医结合治疗肾脏病，一定要去正规医院找中医大夫去寻医问药，切忌偏信某些江湖郎中的"土方""偏方"。

54. 肾脏病现在有新的特效药吗？

几十年来，激素和经典免疫抑制剂的标准治疗方案已经成为大多数肾脏病患者的主要治疗方法，虽其疗效确切，但部分患者停药后复发，一旦控制不住，肾脏病可能呈现进一步恶化的趋势。所以医生们反复告诫患者一定要长期定期复查，全生命周期管理。随着科技的进步，以及对疾病发病机制的深入研究和认识，针对性的新药也在不断诞生。代表性的药物就是生物制剂，如在肾脏病领域目前常用的利妥昔单抗注射液，在治疗血管炎性肾炎、狼疮性肾炎、膜性肾病、微小病变型肾病等疾病中，发挥出比激素更好的作用，且副作用更小，疾病的复发率低；依库珠单抗是一种补体抑制剂，能抑制补体激活，在 C3 肾小球肾炎的治疗中也发挥了较好的疗效。现在一大批新药正在临床试验的路上，相信未来肾脏病的特效药会出现，而且会越来越多。

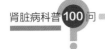 55. 慢性肾脏病患者出现疼痛如何止痛？

疼痛是慢性肾脏病患者常可能碰到的症状之一，随着肾脏病的严重程度加深，患者各种疼痛的强度可能会加重，持续时间也可能会增长，这严重影响了肾脏病患者的生活质量。但对肾脏病患者来说，疼痛可不能随便吃止痛药，否则很可能对已经患病的肾脏"雪上加霜"。

那一旦出现疼痛我们怎么办呢？首次出现疼痛建议找专业医生排查疼痛的原因，譬如一些肾脏病患者同时患有冠心病，如果出现心前区或背部疼痛，一定要排除急性心肌梗死、动脉夹层等疾病；一些肾脏病患者有高血压，会出现头痛等症状，要当心脑出血、脑梗死的可能等，这些都不是止痛就能解决的，而是需要紧急又专业的专科救治。我们这里讲的是日常反复出现的慢性疼痛。止痛方法分为非药物治疗和药物治疗。非药物治疗包括局部治疗（如热敷或冷敷）、物理治疗（如瑜伽、太极、冥想等特定运动）、心理疗法（如听听舒缓的音乐分散注意力）等。药物治疗的原则与一般人群相同，目前普遍遵循世界卫生组织（World Health Organization，WHO）三阶梯止痛原则：轻度疼痛用非阿片类和辅助止痛药，中度疼痛用弱阿片类加减非阿片类和辅助止痛药，重度疼痛用强阿片类加减非阿片类和辅助止痛药。但要注意的是，止痛药物不是治疗的唯一方法，而是在需要时与其他治疗方式结合，达到治疗目标。我们一定要在医生的专业指导下进行药物治疗。

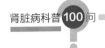 56. 肾脏病患者宜选择优质低蛋白饮食，生活中具体应该怎么吃呢？

证据证实，优质低蛋白饮食有助于延缓肾脏病的进展，所以肾内科常对慢性肾脏病患者建议要选择优质低蛋白饮食。所谓优质蛋白饮食，简单地说，就是摄入身体对其利用率高、产生废物少的蛋白质，常见的有肉、蛋、奶、大豆等。所谓低蛋白饮食，就是要求慢性肾脏病患者摄入的蛋白质数量要较普通人低，对于肾小球滤过率 < 60 毫升 /（分·1.73 米^2）的人，建议摄入量为 0.8 克 /（千克·天）。随着肾功能的减退，对蛋白质摄入量的要求会更低。日常食谱里，1 两米饭的蛋白质含量约 4 克，1 个鸡蛋的蛋白质含量约 7 克，250 毫升牛奶的蛋白质含量约 8 克，1 两肉的蛋白质含量约 9 克。那么，具体应该怎么吃呢？在营养学里，体重一般是按标准体重来计算的：标准体重 = 实际身高 – 105。比如你身高 170 厘米，那么你的标准体重为 170 – 105，即 65 千克。假如蛋白质摄入量按 1 克 /（千克·天）计算，你一天最多摄入的蛋白质为 65 克，全部换算成鸡蛋，那就是大约 9 个鸡蛋的量（9 × 7 = 63 克）。在实际生活中，我们建议肾

脏病患者尽量选择优质低蛋白饮食，但不是说每天都只吃这些，还是要保证营养配比均衡。好的饮食习惯并不是单一地选择一样优质的食物，而是多样食物的组合，但又懂得适量。

❓ 57. 常见的低蛋白饮食有哪些？

医生和营养师常常给肾脏病患者建议选择优质低蛋白饮食，因为研究证实优质低蛋白饮食可延缓肾脏病的进展。一般要求摄入蛋白质的量不要超过 0.8 克／（千克·天），其中优质蛋白质的含量要在 60% 以上。所谓优质蛋白主要是指其所含的氨基酸与人体蛋白质氨基酸比较接近，生物利用度高、容易被消化吸收的动物性蛋白或大豆蛋白，如肉、蛋、奶、大豆及豆制品。但是作为三餐主食的大米，包括普通面粉含的都是植物蛋白的，属于非优质蛋白，所以主食吃多了，会造成蛋白质超标，而人体需要的优质蛋白不够。那么为了保证摄入足够的优质蛋白，就需要减少植物蛋白的摄入，在食物取材及制作上可以有些选择，以下可供参考。

（1）麦淀粉：是将小麦粉中的蛋白质抽提分离

去掉，成为不含植物蛋白的主食。用麦淀粉替代主食，以减少饮食中劣质蛋白质的摄入量。麦淀粉可以加工成各种各样的主食：如面条、面片、蒸饺、饼等。

（2）藕粉：藕粉风味独特，富含营养，蛋白含量极低，有生津开胃，养血益气的功效。

（3）粉丝、凉皮：有些北方的肾脏病患者可以按照家乡习惯放心食用。

（4）低蛋白大米：是将米中的蛋白质去掉的大米，目前市场上有两种低蛋白大米：一种是采用国产天然大米，通过生物酶技术将米中的蛋白质去掉，保留其他大部分的营养成分，特点是口感好，缺点是价格相对有点高。另外一种是淀粉低蛋白米，是采用玉米淀粉或者小麦淀粉等脱蛋白后挤压成型的颗粒米，特点是经济实惠，缺点是口感不好。建议低蛋白饮食人群可将两种大米结合使用，既改善生活质量，也节省开支。

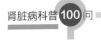 58. 低盐饮食，到底吃多少盐？少盐食物味道不佳怎么办？食物制作上有什么技巧？

慢性肾脏病因为常常合并有蛋白尿、高血压、水

肿、心脏功能不佳等症状，所以饮食上要求低盐以助疾病控制。在我国，健康的人每日吃盐总量建议不要超过 5 克，而有肾性水肿的患者一般建议每日食盐不超过 3 克 (约半啤酒瓶盖)。这个摄入量是非常低的，而低盐会导致口味不佳，食欲减退，所以试试下列在食物制作过程中一些盐的放入技巧，可以在不增加盐的情况下改善食物口感。

生活中控盐小技巧如下。

（1）尽量利用食物本身的味道（原汁蒸、炖）。

（2）可适当利用葱、姜、蒜的特殊味道来减少食盐的使用。

（3）可适当利用酸味、甜味等调料品替代食盐。

（4）炒菜时不放盐，只在进餐时放少量盐。

此外，可尽量减少外出就餐，餐馆为保证口感用盐量可能比家中多。

❓ 59. 家中老人说肾脏病要吃低钠盐，医生却说不要吃，到底买哪种盐比较好？

我们说的低钠盐又称为"代盐"，它其实是减少钠离子成分，用其他离子成分来替补钠的咸味，通常

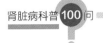

是利用钾来代替。低钠盐中大约有 30% 的氯化钾、70% 的氯化钠。90% 以上的钾是由肾脏排泄的。那么当存在肾功能减退的情况时，肾的排钾功能就会减退，有可能引起高钾血症，而这会导致心律失常甚至心脏骤停。所以，慢性肾脏病患者通常不建议食用低钠盐。老人家口口相传的传统说法不见得都是正确的。那么，到底选择哪种盐比较好呢？食盐的主要成分是氯化钠，通常市面上的海盐、湖盐、井盐，其实只是指盐的出处，而加碘盐、无碘盐，主要区别在于碘的含量。对于沿海地带的居民来说，常吃海鲜，海产品中的碘基本已经够人体的正常需要了，使用普通不加碘的盐就可以了。建议甲状腺疾病患者选择低碘盐或者无碘盐，而孕妇或哺乳期妈妈对碘的需求增大，可选择加碘盐。肾脏病患者适合低盐饮食，根据《中国居民膳食指南（2022）》的建议，肾脏病患者每日盐的摄入量不要超过 5 克，伴有高血压、水肿、心衰的肾脏病患者盐的摄入量要求更低，最好低于 3 克，具体建议咨询营养科或肾内科的医护人员。

？ 60. 高尿酸血症及痛风对肾脏有影响吗？饮食上应该怎么注意？

痛风是人体内代谢发生紊乱，使得体内嘌呤的代谢产物大量增加，大量嘌呤转化为尿酸，尿酸升高超出人体自身排泄能力，就会导致高尿酸血症，甚至引发痛风。高尿酸血症或痛风如果没有得到正规治疗，会使肾脏功能受损，肾脏出现尿酸结石，严重时导致肾功能衰竭。通过饮食调理是可以降低部分尿酸的，比如选择嘌呤含量低的食物，多饮水，少食高嘌呤食物。常见的高嘌呤食物有：豆类，如黄豆、扁豆；肉类，如动物内脏、猪牛羊肉、肉汤、肉馅；贝壳类、虾类；酒类、碳酸饮料；部分蔬菜，如菠菜等。烹调方法建议蒸煮，可以先水煮，弃汤再食用，少用煎炸爆炒等方法。

？ 61. 痛风治疗常见的误区有哪些？

（1）尿酸降至正常水平（低于420微摩尔/升）即停药。

其实，这并未达到治疗的要求。《中国高尿酸血症与痛风诊疗指南（2019）》提示，持续达标治疗是痛风患者实现最佳预后的关键，并推荐痛风患者的目标尿酸水平应小于 360 微摩尔／升。严重的痛风患者，如有痛风石或痛风频繁急性发作，目标尿酸水平应小于 300 微摩尔／升，才能较好地减少痛风的发作。

（2）过分强调低嘌呤饮食的作用，认为只要严格控制饮食就可以达到治疗效果。

其实，由于外源性嘌呤仅占体内总嘌呤的 20%，因此，低嘌呤饮食的疗效有限，单纯依靠饮食控制不能起到很好的效果。

（3）仅进行短期的治疗就停止了。

其实，痛风是慢性病，需要长期甚至终身治疗。

62. 高钙会影响肾脏功能吗？

现在有许多钙片的广告，提议老年人补钙片预防骨质疏松，这是不科学的。只有在人体维生素 D 的协同帮助下，钙才能起到补充骨质的作用，骨钙才会升高。而一味地补充钙片，只能提高血中的钙浓度，而不一定能起到预防骨质疏松的作用。而且高钙血症有可能会影响老年人的肾脏功能，甚至加重血管的钙化。

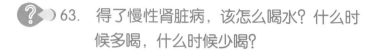

63. 得了慢性肾脏病，该怎么喝水？什么时候多喝，什么时候少喝？

水是生命之源。可总是听说，得了肾脏病，要少喝水，会浮肿；又有人说，肾不好多喝水，可以多排毒。所以，到底怎么喝水是个值得关心的问题。当得了肾脏病伴明显浮肿时，或者慢性肾功能衰竭出现少尿或者无尿时，就要严格控制饮水量，最好记录每日的尿量，一般建议摄入的总液体量是前一天的尿量 +500 毫升，要掌握"量出为入"的原则。

那哪些情况又要适当多喝水？比如肾脏病合并发热、腹泻时，这时候身体大量丢失液体，就需要额外适当补充水分，不然容易发生脱水，甚至休克的情况，某些药物（如常用的沙坦类降压药、止痛药等）在脱水状态下肾毒性会增大。在出现高尿酸血症、尿路结石、肉眼血尿时，多饮水可以帮助身体排泄尿酸、结石，避免堵塞肾小管及输尿管，所以需要适当多饮水。

64. 得了慢性肾脏病，常常出现高钾血症，医生说很危险，那么日常饮食有禁忌吗？

慢性肾脏病患者因为肾脏功能出现了问题，不能有效排钾，就会出现高钾血症，严重的高钾血症患者会出现神经、肌肉功能障碍，心律失常，甚至心脏骤停等情况。因此，慢性肾脏病患者日常饮食要注意控制含钾丰富食物的摄入。常见的高钾食物有黄色和红色的水果（如香蕉、橙子、石榴、樱桃、杨梅等）、根茎类食物（如红薯、土豆、芋头等）、干果类食物（如核桃、栗子、松子、花生、瓜子等）、杂粮类食物（如黑米、小米、玉米等）和蘑菇类食物。除此之外，低钠盐、菜汤和肉汤是不建议容易发生高钾血症的肾脏病患者食用的。

65. 慢性肾脏病患者可以吃水果吗？有什么讲究吗？

一般慢性肾脏病患者，如果不存在尿量明显减少或血肌酐升高等情况，是可以正常进食水果的。但当尿量减少或血肌酐升高时，特别是每天总尿量少于400毫升时，就要十分注意，因为水果含水、含钾量高，如果人体无法顺利排出，就可能会造成水肿、高钾血症，甚至心功能衰竭、心脏骤停等情况。香蕉、橘子、猕猴桃含钾丰富，要特别当心。具体饮食方案应咨询专科护士。

❓ 66. 吃小龙虾、健身会导致肾脏损害吗？

夏天，小龙虾是餐桌上的一道美味，适量食用也是无碍健康的。虽然近来有零星报道进食小龙虾而出现横纹肌溶解和肾功能衰竭的新闻，但目前仍无明确证据证明食用小龙虾与肾脏病有必然的关联。

健身时运动量增加，肌肉力量得到锻炼，有助于保持体重，增强体力。循序渐进地健身锻炼一般不会导致肌肉溶解和肾脏病。但如果突然剧烈运动、肌肉拉练，则有可能造成横纹肌溶解，出现肌肉疼痛、尿液加深呈酱油样，还有可能出现高钾血症、急性肾功能损伤，这在新生入学军训时屡有发生。因此我们倡导适当锻炼，量力而行，长期坚持，规律健身，来减少此类疾病的发生。

❓ 67. 吃红枣、木耳能补血吗？

生活中人们常常用红枣、木耳来补血，尤其是产后，很多人会食用红枣、木耳来补血。事实上红枣、木耳也确有改善气血的作用。那么对慢性肾脏病导致的贫血即肾性贫血有效吗？答案是不行的。肾性贫血是由于肾脏损坏后肾脏分泌的促红素生成不足导致的，而红细胞成熟的过程中必须用到这种激素。改善肾性贫血最有效的方法是体外补充促红素，或者使用新型的抗贫血药物如罗沙司他。在肾功能不全晚期，盲目使用木耳、红枣不仅不补血，还可能导致高钾血症，所以不建议食用。

 68. 慢性肾脏病患者的日常饮食应特别注意什么？

（1）避免高钾饮食：随着肾功能的减退，肾脏的排钾能力也相应减弱，血液里的钾含量就会升高，而高钾血症则会对我们的心脏产生影响，造成心跳减慢甚至停跳，严重可危及生命。因此对于肾功能不全的患者应特别注意避免高钾饮食，定期监测血钾变化。

（2）避免含磷丰富的食物：磷在人体中含量相对恒定，人体多余的磷主要从肾脏排出。随着肾脏病的进展，肾脏的排磷功能逐渐下降，导致磷在体内蓄积，长期的高磷血症会导致皮肤瘙痒、血管钙化、心血管疾病，骨折风险也会增大。因此低磷饮食在慢性肾衰竭患者中显得尤为重要。有机磷主要在高蛋白食物中存在，比如动物内脏、肉、鱼、蛋、坚果等；无机磷主要在碳酸类饮料、零食、油炸及加工食品中含量丰富。因此，严格控制有机磷饮食会导致蛋白摄入不足、营养不良。生活中要确保有营养的有机磷食物的摄入，限制碳酸饮料、油炸食品的摄入，避免营养不良。

 69.　慢性肾脏病患者的情绪管理知多少？

得知自己患了肾脏病，很多人一时间都会难以接受继而出现慌乱、紧张、失眠、郁郁寡欢、不知如何是好等生理和心理状况，而不良的情绪往往可直接影响身心健康，使病情加重。因此，肾脏病患者要学会自我调节，保持心情舒畅、情绪稳定。那么，应该如何做到呢？

（1）正确认识慢性肾脏病：人吃五谷杂粮，哪能不生病？所以对不期而来的肾脏病，要抱着既来之则安之的心态，不回避，不隐瞒，接纳患病事实。

（2）积极配合治疗，适当宣泄情绪：找靠谱的

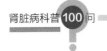

医院，找专业的医生诊治；寻求值得信赖的家人、朋友的帮助，表达自己的情绪。

（3）参与力所能及的运动：有计划地进行有氧运动，如散步、游泳、骑车、跳广场舞等，注意劳逸结合，避免剧烈运动。

（4）积极参加肾友会或其他公益活动：同病相怜的病友可以成为知心朋友，一起分享患病经历和康复过程，有余力则积极参与工作和公益活动，获得社会存在感和价值感，惠及他人，也是件幸福愉悦的事。

（5）培养自己的兴趣爱好：比如听音乐、养花种草等。听着优美的音乐，看到满眼的绿意和自己孕育的果实，感受着春华秋实四季轮回，内心也会不自觉地平和起来。

总之，良好的情绪有利于肾脏病的恢复，在疾病的进展中，保持良好心态、积极健康的生活方式对提高肾脏病患者的生活质量，延缓疾病进展有很大的帮助。

70. 得了慢性肾脏病，还能上班吗？

慢性肾脏病病程长，进展缓慢，而且大多肾脏病患者早期症状也不明显，所以大多数肾脏病患者在治疗的同时可以正常上班，但要量力而行，尽量避免过重的体力劳动，保持规律作息。一般建议从事轻体力劳动或以脑力劳动为主的工作。工作中要劳逸结合，注意个人卫生，避免人员聚集，预防消化道及呼吸道感染等，腹泻及"感冒"往往容易导致病情加重。另外，工作再忙也要去医院定期复查，了解病情变化，及时进行治疗方案调整。

? 71. 化妆品对肾脏有影响吗？

爱美是人的天性，很多人喜欢用化妆品来妆点自己。但化妆品中常含有汞，汞可以减少黑色素的生成，达到美白的效果，部分不良商家为了加强增白效果超标使用汞，而汞作为重金属通过皮肤也能吸收，长期涂抹汞含量超标的化妆品会引起汞中毒，导致肾脏损害，表现为泡沫尿、血尿、肾功能损害等。因此，在选择化妆品的时候，一定要选择正规厂家的产品，不要迷信那些"快速美白"的"三无"产品，对于成分不明的美白产品尽量不使用，对于鼓吹效果奇好的产品更要留心！

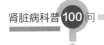 72. 肾脏病患者可以有性生活吗？需要注意
什么？

一般认为，只要没有严重的心肺功能衰竭、体力
上能耐受，就不必完全"禁欲"，适当的性生活对慢
性肾脏病患者的生活质量、家庭和谐、肾脏病的康复
有积极意义。但在各种疾病（包括肾脏病）的急性期
或病情尚不稳定的情况下就不宜过性生活，以免加重
病情或不利于疾病的康复。在慢性肾脏病病情稳定时
可进行有节制的性生活，以不感疲乏为度，可以通过
减少次数、缩短时间来满足个人的生理需求，病人及
配偶注意性生活前后要清洁外阴，以防泌尿系统感染
导致病情加重。

另外，对于肾移植的患者，术后性生活的时间取
决于恢复的程度。一般而言，术后 3 个月以上才可开
始性生活。早期不宜频繁，同房时需注意避免压迫移
植肾。

73. 得了慢性肾脏病可以怀孕生子吗？

慢性肾脏病并不是怀孕的禁忌证，但怀孕会增加
肾脏的负担，有加重肾损害的风险，而且宝宝在母体

肾脏受损的情况下，宫内生长发育也可能受到影响。所以慢性肾脏病患者能否妊娠、何时妊娠需要肾内科和产科医生结合患者实际情况综合评估决定，关键是要看患了什么样的肾脏病，高血压、蛋白尿程度如何，肾功能减退到了什么程度。

慢性肾脏病患者如果血压正常、肾功能正常、蛋白尿轻微，那么多数情况下妊娠可成功。反之，如果患者已出现明显高血压或肾功能减退，一般不建议妊娠。已经妊娠的慢性肾脏病患者，孕期须接受肾内科医生与产科医生的共同指导，密切观察各项指标的变化。孕期中若出现大量蛋白尿、高血压、肾功能减退等情况，经休息及保守治疗无效后，应及时终止妊娠。

74. 孕期出现蛋白尿了怎么办？

妊娠期肾脏体积和重量会增加，肾脏滤过功能增强，尿蛋白的滤出也会随之增加，但若 24 小时尿蛋白定量达到 300 毫克以上就要注意了，需要排查肾脏疾病。

孕期蛋白尿主要出现在以下两类疾病中：妊高

征和妊娠合并肾病综合征。妊高征一般在妊娠20周以后出现，轻度妊高征可通过休息、调节饮食、适当使用降压药等治疗；中、重度妊高征患者则应住院监测及治疗，如果病情加重，可能终止妊娠。妊娠合并肾病综合征患者多数在孕前就有肾脏病史，只是孕妇可能不知情，多数在妊娠早期就可出现蛋白尿，这类疾病必须经肾内科医生诊治决定下一步治疗方案，包括是否需要使用激素等免疫抑制剂。

总之，孕期出现蛋白尿，要重视，但也不必惊慌，要经专科医生诊治再决定是否终止妊娠。因为对慢性肾脏病患者来说，妊娠机会很宝贵，而且妊娠机会随着年龄增长和疾病进展越来越少。

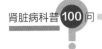 75. 肾虚与肾脏病是一回事吗？

中医和西医所说的肾不完全是同一概念，肾脏病与肾虚完全是两个概念，两者属于不同的理论体系，不能混为一谈。

肾脏病是西医的诊断，是肾脏实质器官出现功能障碍或组织损伤，通过血、尿、超声、CT 或肾组织的检查可发现异常，并且这些结果有可重复性，如常见的慢性肾炎、肾病综合征、慢性肾脏病等。肾虚则是中医的诊断，一般包括肾阳虚和肾阴虚，主要通过临床症状和体征辨证，西医所说的肾脏病可以辨证为肾虚，也可以辨证为其他证型，比如肺气亏虚；同样，西医的其他系统疾病中医也可辨证为肾虚，比如慢性腹泻，中医可辨证为肾阳亏虚。

一旦肾虚的病人化验尿中有蛋白尿、肾性血尿，或者影像检查提示肾脏形态异常，考虑肾虚同时合并肾病，此时，一般需要西医先明确肾脏病类型，找出病因，对症治疗，中医可以辅佐西医，减少西药（如免疫抑制剂等）的毒副作用，同时辨证施治助力身体康复。

76. 新婚之后，突然出现尿频尿急尿痛是怎么回事？

新婚夫妻经常会遇到一名不速之客前来"闹洞房"。这名不速之客往往不怀好意，让新郎新娘倍感烦恼。

"不速之客"让新娘在排尿时感到火烧火辣地刺痛，同时伴有尿频尿急等情况，严重者还会出现腰酸腰痛、尿色鲜红，以及恶心、呕吐、发抖、高热等症状。此时，如果去医院检查，会发现尿中有红细胞和白细胞，医生便基本可以确定，这名"不速之客"便是急性泌尿道感染。

新婚蜜月期间由于性生活频繁，配偶双方外生殖器的频繁接触和摩擦，易使尿道黏膜损伤。另外，尿道口周围的细菌经挤压容易被带入尿道，避孕药的使用也可破坏正常阴道微生物环境从而诱发泌尿道感染。因此建议新婚夫妇性生活前后注意清洁外阴，保持个人卫生，房事过后注意排尿，适当多喝水，避免憋尿，一旦发生泌尿道感染，应尽早到医院诊治。

77. 得了慢性肾脏病，还能参加运动锻炼吗？

很多肾脏病患者因为担心自己身体虚弱，或者担心运动会加重病情，所以在生活中很少参加运动锻炼。那到底可不可以运动呢？答案是肯定的！有很多证据已经证明，适当的运动有利于肾脏病患者的身心健康。但慢性肾脏病患者常常同时有心脏病、高血压、脑血管病等，所以强调根据自身情况量力而行、循序渐进地运动，切忌过度运动！出现以下情况时需停止运动：胸痛、胸闷、心慌、气短、头痛、头晕、眼前发黑、周身无力、交谈困难、运动相关的抽筋疼痛、关节疼痛等。

78. 锻炼对慢性肾脏病有好处吗？

适度的锻炼对慢性肾脏病患者是有好处的，具体如下。

（1）增强体质、提高机体免疫力，预防感冒等。

（2）改善心肺功能，提高活动耐力。

（3）增加骨骼坚韧度，预防骨质疏松、肌肉萎缩、跌倒和骨折。

（4）保持理想的体重、体型，有助于控制血压、血糖、血脂。

（5）减轻生活中的疲劳感，改善睡眠质量，有助于减少焦虑，保持愉悦的心态。

总之，锻炼好处多多，肾脏病患者朋友心动也要立即行动！

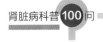

79. 哪些运动方式适合慢性肾脏病患者？

（1）有氧运动：即人体在氧气充分供应的状况下进行的运动训练。简单来说，就是强度低、时间长且富有韵律性的运动，常见的有氧运动项目有：散步、慢跑、游泳（腹膜透析患者不宜）、跳健身舞、韵律操、骑车等。

（2）抗阻运动：即肌肉对抗阻力的运动，可以恢复和增强肌肉力量。常见的抗阻运动有：抬举哑铃、使用握力器、仰卧起坐、俯卧撑等。但由于慢性肾脏病患者生理功能下降，合并疾病较多，因此建议抗阻运动从低强度开始，以训练后肌肉有轻度的酸痛感为宜，且此类训练最好在专业人员指导下进行。

（3）屈曲和伸展操：增加肌肉的灵活性及关节活动范围。一般多与有氧运动相结合，常见的项目包括：太极拳、广场舞、八段锦、瑜伽等。

适合慢性肾脏病患者的运动如图7所示。

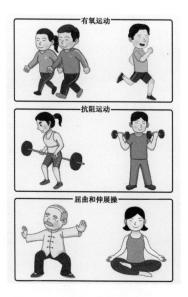

图 7　适合慢性肾脏病患者的运动

80. 慢性肾脏病患者如何进行自身运动状况评估？

肾脏病急性期，往往需要休息静养，但当肾脏病进入慢性期，长期卧床或不活动会引起肌肉萎缩，心肺功能耐受能力下降，进而导致运动功能持续下降，严重影响身体康复。

运动是我们慢性肾脏病康复治疗中不可或缺的一部分，因此建议广大慢性肾脏病患者根据自身状况坚持运动康复。

慢性肾脏病患者开始运动计划前，需对自身身体状况进行评估，由专业康复师一起制定运动处方，注意运动过程中要循序渐进，注意自我感觉，如有不适，立即中止。运动量适当的主观感觉包括：运动时微有出汗，稍感疲劳，有轻微的呼吸急促，但不影响交谈，如运动时呼吸急促不能交谈，运动后出现无力或明显关节疼痛或僵硬，提示运动量可能过大，要减少运动量。运动前后最好监测血压、脉搏，并做好记录，及时根据自身情况调整运动处方。

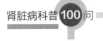 **81. 慢性肾脏病患者运动锻炼注意事项有哪些？**

运动对许多慢性病都能起到预防保健作用。对肾脏病患者而言，运动可使心情变好，四肢活动能力、肌力得到很好的锻炼。有研究表明，肌肉含量与患者的生活及预期寿命有正相关性，所以我们鼓励肾脏病患者进行适当的锻炼。肾脏病患者可选择的运动方式主要包括有氧运动、抗阻运动和灵活性运动，常见的有步行、慢跑、游泳、控握力器、深蹲起、太极拳、

八段锦等。

对于慢性肾脏病患者来说，需要注意的是找专业的康复师进行心肺及肢体功能的评估，制定合适的运动处方。坚持低强度开始、量力而行，循序渐进，持之以恒。运动前，需要充分地进行热身，运动后也需要及时进行拉伸运动。运动频次我们一般建议运动初期，每周 2 ～ 3 次，逐渐增加到每周 3 ～ 5 次，每次 30 ～ 60 分钟，适应后累计每周运动 150 分钟以上。运动的强度则可以通过 RPE（rate of perceived exertion，运动强度与运动自觉量表）进行量化掌握。当身体不适时应暂停体育锻炼。

在运动康复的过程中，有糖尿病或低血糖倾向的肾脏病患者应在运动前、运动时、运动后测量血糖，同时备好升高血糖的小点心；在有开放性伤口及没有愈合的溃疡的情况下应该避免游泳及负重运动；如果规律运动后出现低血压不适等情况，需要在医生指导下调整药物剂量。

82. 新型冠状病毒感染会造成肾脏损害吗？

2020 年初以来，新型冠状病毒肆虐全球，严重危害了人类健康。我们知道新型冠状病毒感染是呼吸道传染病，新型冠状病毒主要的传播途径是呼吸道飞沫传播和接触传播，轻度新型冠状病毒感染，尤其是没有导致肺炎的患者，肾脏受到的危害较小。当新型冠状病毒感染严重，经由呼吸道传染到全身各个脏器时，肾脏也会受到损害。已有研究表明，在新型冠状病毒感染的重症患者肾组织中检测到了新型冠状病毒，部分病人出现了肾功能不全的情况。

慢性肾脏病患者是新型冠状病毒的易感人群，需要尽可能降低暴露风险，对于符合新型冠状病毒疫苗接种的慢性肾脏病患者，应尽早进行疫苗接种。

83. 慢性肾脏病患者可以接种新型冠状病毒疫苗吗？

新型冠状病毒疫苗是目前预防或减轻新型冠状病毒感染的最有效的措施之一，打疫苗可以大大降低感染风险，若打了疫苗后感染新型冠状病毒，出现重症感染的可能性也会降低。由于慢性肾脏病患者免疫力低下，如果感染了新型冠状病毒，其重症感染发生率、死亡率比普通人群明显升高。肾脏病不是新型冠状病毒疫苗的直接禁忌证。慢性肾脏病的患者，病情稳定，没有使用大剂量激素和免疫抑制剂治疗，可以接种。即使最严重的肾脏病末期尿毒症病人，在透析治疗支持下，病情相对稳定，也可接种。当然在新型冠状病毒疫苗接种前，要咨询肾内科、免疫科的医生进行病情评估，排除新型冠状病毒疫苗接种禁忌证后再接种。

？ 84. 什么是尿毒症？尿毒症会传染吗？

尿毒症并不是一个独立的疾病，而是各种不同病因的慢性肾脏病进展到晚期所表现出来的一种临床综合征。由于尿毒症毒素的蓄积，会出现一系列的症状，如恶心、呕吐、水肿、尿量减少、血压升高、胸闷、气急、头晕等。血液检查可以发现尿素氮、肌酐明显升高，部分患者伴有血钾升高、血钙降低、血磷升高、酸中毒及不同程度的贫血等。B超检查可以发现双侧肾脏皮、髓质回声增强、双肾萎缩等。尿毒症晚期通常需要透析治疗，如不及时治疗，严重时可危及生命。

尿毒症患者由于体内毒素积聚，内环境紊乱，口鼻中呼出的气体有尿味，很多人担心会传染给他人。

明确地说，尿毒症不会传染。这与细菌、病毒等导致的感染性疾病不同。口中有尿味是由于唾液中高浓度的尿素被细菌分解成氨的缘故，并没有传染性。大家应该予尿毒症患者一份关心，而不是避而远之。

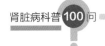

85. 得了慢性肾脏病，一定会得尿毒症吗？

慢性肾脏病可防可治，如果早筛查、早诊断、早治疗，良好控制高血压、高血糖、高尿酸、蛋白尿等危险因素，大多数肾脏病患者不会立即患尿毒症，真正变成尿毒症的只占约 1%。肾脏病是否发展为尿毒症取决于原发疾病、肾脏病理类型、是否及时规范治疗、有无定期随访及患者依从性等。

86. 一直谨遵医嘱检查及用药，为什么还是变成尿毒症了？

得了慢性肾脏病，意味着此生大概率要与肾脏病相伴终身了。医生常提醒肾脏病患者要到门诊定期复查、调整用药和遵医嘱服药，目的是延缓疾病进展、保持肾功能稳定。但也不是说只要定期复查，按时用药，疾病就不会进展，因为慢性肾脏病病因众多，能否通过药物有效控制取决于原发疾病及肾脏病理类型，有的原发疾病没控制或者有的发现时肾功能已经恶化到中晚期了，这时候就算正规治疗，对肾脏病也只是起延缓作用，尽可能延长发展到尿毒症的时间。一般肾功能损害达到 3b 期以上［即肾小球滤过率＜45 毫升／（分·1.73 米²）］时，会不可避免地逐步进展至尿毒症，但进展速度因人而异，受血压、血糖、蛋白尿、心脑血管意外等因素的影响。需要强调的是，目前没有任何秘方或特殊疗法可以防止尿毒症的发生，大家千万别病急乱投医，更别轻信江湖郎中或无良商家的广告，轻易拿自己当"试药的小鼠"，不仅浪费钱财，更有可能使肾功能快速恶化。我们倡导的理念是：既然慢性肾脏病难以治愈，那就与病相伴，与良医相伴，医患共济！换个角度想，即使不幸变成尿毒症，目前仍有血液透析、腹膜透析、肾移植等多种方法治疗该疾病，从而向着无病状态的预期寿命靠近。

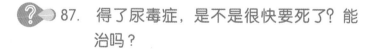

87. 得了尿毒症，是不是很快要死了？能治吗？

在过去肾替代技术不成熟及物资匮乏的年代，得

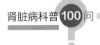

了尿毒症就等于得了绝症，病人生存期很短。随着医疗技术的不断进步，肾替代中的透析技术也日渐成熟和完善，加上国家医保的费用保障，尿毒症治疗率及救治成功率有了极大的提高。尿毒症是可防可治的，目前的医疗技术可以让尿毒症患者长期生存，基本可以正常地工作、生活，甚至婚恋养育下一代。

目前，治疗尿毒症的方式主要有 3 种，即血液透析、腹膜透析和肾移植。肾移植是目前最佳的治疗方式，但找到合适的肾源是个漫长的等待过程，所以现实中大多数尿毒症患者首先会进行透析治疗。无论是选择血液透析还是腹膜透析，只要配合医生护士的治疗，两者效果是差不多的。目前，世界上接受透析治疗时间最长者超过了 40 年，因此，答案显而易见，尿毒症也是可以治疗的。

88.　透析会上瘾吗？

很多肾脏病患者即使已经发展到了尿毒症期也非常抗拒透析，觉得透析会上瘾，一旦开始透析就再也无法摆脱，就像毒品上瘾了就很难戒掉。殊不知，这种想法非常危险，导致很多患者延误了最佳治疗时机而付出了生命的代价。

尿毒症患者是肾脏病的晚期病变，通常肾脏已缩小，肾脏肩负的人体排水排毒的功能无法满足人体生存的需要，体内出现大量毒素积聚的情况，内环境失衡，致使心脏、消化道、脑血管等全身各个器官功能受损，严重时可导致心力衰竭、尿毒症脑病、致死性心律失常等，直接威胁生命安全。因此，透析是尿毒症病人赖以生存的方式，是病情需要，不是上不上瘾的问题。

但也有例外情况使得尿毒症患者有机会摆脱透析，一种是急性肾功能衰竭，通过短期透析帮助患者度过疾病急性期，给肾脏一个休息和恢复的时间，等病情好转，肾功能恢复，就可以脱离透析；另一种是慢性肾功能不全加重，部分患者在解除加重肾功能衰竭的诱因后可恢复部分肾功能，也可以暂时脱离透析。

因此，透析不是上瘾，而是尿毒症患者的守护神。

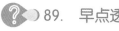 89. 早点透析好还是晚点透析好？

很多肾脏病患者到了尿毒症期后，都会纠结于这

个问题：早点透析好，还是晚点透析好？实际上，目前专家也尚无明确的统一标准。

一般认为，尿毒症患者出现以下这些情况，经过药物治疗效果不佳，需尽早开始透析：难以缓解的消化道症状，如恶心、呕吐，严重的营养不良，难以纠正的高钾血症，严重的酸中毒，心力衰竭或肺水肿，尿毒症心包炎，尿毒症脑病等。对糖尿病患者应适当提早开始透析治疗，因为非常容易出现营养不良及高钾血症。

无明显症状和合并症的尿毒症患者可在肾内科医生密切观察下，提早做好透析的准备工作，如建立动静脉内瘘或腹透导管置入等。当监测到肾小球滤过率下降至 6 毫升 / （分·1.73 米^2 ） 以下时，无论是否有症状，均应开始透析治疗，否则会增加并发症和死亡风险。

 90.　已经做透析了还要吃药吗？

很多肾脏病患者会有这样的疑问：已经做透析了还需要吃药吗？答案是肯定的。首先透析只能替代肾脏的部分功能，如排毒、排水功能，但目前的透析技术并不能彻底地清除所有毒素，因而仍会有某些毒素如血磷的升高等，这就需要口服相关的药物进行控制。

其次，透析并不能取代肾脏的内分泌功能，这就需要进行额外补充，比如治疗肾性贫血的促红素、铁剂，以及治疗肾性骨病的活性维生素 D 等药物。

此外，慢性肾脏病患者常有很多基础性疾病，如高血压、糖尿病、心脑血管疾病等，而长期的透析也会带来很多并发症，这些仍然需要药物控制。因此，对于已经透析的尿毒症患者来说，按医嘱应用相关药物是必需并且重要的。

91. 血液透析好还是腹膜透析好，要不要肾移植？

肾脏替代方式常见的有血液透析、腹膜透析及肾移植，那么到底哪种方式最好呢？目前认为，肾移植是尿毒症最佳的治疗方式，肾移植可使尿毒症患者基本恢复正常的生活和工作。然而，并不是所有患者都适合肾移植。除了经济方面的考量外，还需要考虑年龄、原发病、身体状况等是否适合肾移植，这需要专

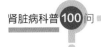

业的医生来进行评估，并且做完肾移植手术并不是一劳永逸的，肾移植术后还要闯过感染关、排异关等。此外，等待合适的肾源也并非易事，因此，肾移植仍需谨慎为之。

所以，目前尿毒症最主要的治疗方式仍为血液透析和腹膜透析。两种透析方式各有优缺点，但其效果是一样的。血液透析需要每周 2～3 次到医院进行治疗，因此不适合偏远地区的患者。另外部分血管条件欠佳的患者建立血管通路存在一定的困难，其最大的优点是与医护沟通较为紧密，出现病情变化时可及时处理。腹膜透析是居家自行操作的方式，无须频繁来回奔波，对居住在偏远地区或行动不便的患者尤其适合，但因为腹膜透析需要自己操作，对患者的操作有较高要求，否则存在反复发作腹膜炎的风险。

总之，尿毒症的治疗首选肾移植，其次应根据专科医生对病人病情、透析条件评估、患者自身的意愿、家庭的支持情况来选择最适合患者的治疗方式（见图 8）。

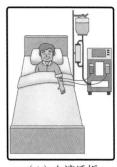 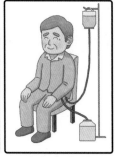 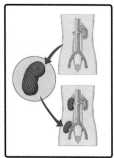

（1）血液透析　　（2）腹膜透析　　（3）肾移植

图 8　血液透析、腹膜透析、肾移植示意

92. 中药可以治疗尿毒症吗？

慢性肾脏病到了尿毒症阶段，中药治疗一般是不提倡的。

尿毒症是不可逆的，目前治疗方式是血液透析、腹膜透析或肾移植，且需要终身治疗。中药是中国的宝贵财富，在早期肾脏病治疗中效果不错，但在尿毒症中效果非常有限，而且会增加尿毒症患者的水肿及高钾血症。在现实生活中，有患者认为透析要终身进行，就擅自脱离透析转去中医治疗，几乎收效甚微，甚至导致病情加重，还可能危及生命。再转回透析风险也明显增大。因此尿毒症患者在未进行肾移植前，透析是必须的。

值得注意的是，一些人因为某些特殊的原因，需服用中药治疗，建议一定要到正规的医院，向医生说明尿毒症情况，医生开具中药处方，而且制定疗程，切不可擅自使用偏方、秘方。很多中药本身就具有肾毒性，服用后会加速肾功能的减退，而且中药常是汤剂，成分复杂，尿毒症患者喝药后常导致全身水肿、心衰加重，高钾血症（会导致猝死）也常见，因此需要在医生密切监测下服用。

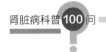 93. 得了尿毒症能吃水果吗？

尿毒症患者是可以吃水果的，但是要有所顾忌，对于水果的种类及水果的量要有所选择。

首先，要选择合适的水果种类。一些含钾量比较高的水果要少吃或不吃，主要是黄色和红色的水果，比如香蕉、橙子、柑橘、芒果、桃子、葡萄、枣、石榴、樱桃等。

其次，要控制水果的量。水果的含水量较大，因此要限制水果的量，根据自身尿量、水肿的情况合理进食水果。对于含水量特别大的水果，如西瓜、水蜜桃、西红柿等，尤其要注意。

再次，很多尿毒症患者同时合并有糖尿病，因此还要考虑含糖量的问题。一些含糖量较低的水果比较适合这类患者食用。

最后，还需要考虑食用水果的时机。尿毒症糖尿病患者应尽量在两餐之间食用，以免造成餐后血糖过高。尿毒症血液透析患者应尽量在透析中或透析后食用，尽量避免在下一次透析前进食，以免血钾过高造成危险。

 94. 透析要做哪些准备工作？

（1）心理准备：慢性肾脏病到了尿毒症期要做好随时开始透析的心理准备，积极调整心态，正确面对疾病，不恐惧，不拒绝，保持乐观的态度，稳定自己的情绪。同时及时把想法告诉家人，寻求家人的支持，透析并没有想象得那么可怕。

（2）选择合适的透析方式：与医生积极沟通，了解透析方式的优缺点，选择适合自己的透析方式。血液透析需要每周2～3次固定至医院做透析治疗，因此需要提前了解周边医院是否有空余血液透析床位、规划好交通方案。腹膜透析经医院培训合格后在家可自行进行操作，要提高自身的无菌意识，居家治疗房间要提前准备。

（3）透析通路准备：如选择血液透析，需要提前做好动静脉内瘘，内瘘一般需要术后8周左右的时间才能成熟并使用，因此需要提前3～6个月提早做好手术备用；而腹膜透析的腹透管常在术后2周就可使用，所以可在1月前做好手术备用。

 95. 透析的生命线是怎么回事？如何保护？

透析的"生命线"指的是透析患者的血管通路，包括动静脉内瘘和透析导管。为什么说是生命线呢？血液透析时必须利用血管通路进行引血和回血，建立循环才使透析得以顺利进行，若无透析通路，则无法进行透析，尿毒症患者就会面临生命危险，足以见其重要性。

自体动静脉内瘘是目前公认的最好的血管通路。它是指将人体的浅表静脉和它邻近的动脉相吻合，造成人工的动静脉短路，静脉受到动脉血的长时间冲击以后增粗、增厚，血流量增大，一般2个月左右可成熟并使用。最常选用的是前臂的桡动脉和头静脉。

所以，对慢性肾脏病患者而言，应当在诊断肾脏病时就开始注意保护双上肢的静脉，尽量不要进行静脉穿刺或插管，因为静脉反复穿刺后可能使相应静脉闭塞或狭窄，不再适合行内瘘术，如确需要输液时，应尽量使用手背静脉；其次，在内瘘使用过程中，避免穿过紧袖子的衣服，以免造成血液回流不畅而导致血管闭塞。每次透析结束后要正确地压迫止血，切忌长时间压迫不放。每日自行触摸内瘘3次，如震颤消失应立即到医院就诊。同时禁止用内瘘侧肢体测量血压、输液、抽血等，睡觉时也应避免内瘘侧肢体受压。

96. 世界肾脏日是个什么日子？设立它的意义何在？

当前全球慢性肾脏病患病率不断上升，医疗资源消耗大，世界卫生组织将其认定为全球性公共健康问题。而公众对该病的防治知识普遍缺乏，国际肾脏病学会与国际肾脏基金联盟联合提议，从2006年起，将每年3月份的第二个星期四确定为世界肾脏日。目的在于提高人们对慢性肾脏病及相关心血管疾病高患

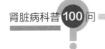

病率和高死亡率的认识，重视慢性肾脏病的早期检测和早期防治。

97. CKDMC 是什么？

慢性肾脏病患病率高、知晓率低、预后差、医疗费用昂贵。近年来，随着人口老龄化的加剧和糖尿病、高血压患病率的增高，慢性肾脏病患病率逐年上升，不仅严重威胁人民群众生命健康，还给国家和社会带来了沉重的经济负担。为更好地管理慢性肾脏病，改善肾脏病预后，国内刘志红院士指导建立 CKDMC（chronic kidney disease management center），即慢性肾脏病全程管理中心。CKDMC 是依托国家肾脏疾病临床医学研究中心平台，利用物联网、人工智能技术构建我国慢性肾脏病患者基层早期筛查、肾脏病专科精准诊治，以及上下转诊、分级诊疗、长期随访、全生命周期管理的新体系。

98. CKDMC 的宗旨和目标是什么？

建立 CKDMC 的宗旨是为了落实《"健康中国2030"规划纲要》和《"十三五"卫生与健康科技创

新专项规划》而建立的。重点围绕防治慢性肾脏病及其并发症展开，强化针对慢性肾脏疾病患者的早期筛查、精准诊治、长期随访工作；提高疾病诊治水平，提高居民健康质量。

CKDMC 的目标包括短期目标和长期目标。短期目标是普及和推广慢性肾脏病诊治指南、新技术、新知识和适宜技术，规范慢性肾脏病患者的管理流程；长期目标是构建慢性肾脏病的防治综合体系，力争建立 1000 家 CKDMC，管理 1000 万慢性肾脏病患者，实现对高危人群的整体筛查，力争在未来 10 年降低我国肾脏病患病率 1%，降低各种并发症发生率 10%。

99. 宁波大学附属第一医院有 CKDMC 吗？如何参与？

宁波大学附属第一医院慢性肾脏病全程管理中心成立于 2021 年初，是浙江省首家成立的 CKDMC 网络成员单位，专门设立了 CKDMC 办公室，配备了肾内科医生和专科护士。有慢性肾脏病专科护士常驻办公室，管理慢性肾脏病患者的随访资料、线上咨询，并提醒患者复诊及指导饮食。CKDMC 设有慢性肾脏病专病门诊，定期邀请心理医生、药剂师、营养师、康复师等开展慢性肾脏病的多学科联合诊治和康复指导。宁波大学附属第一医院 CKDMC 团队致力于慢性肾脏病全程化、精细化管理，通过 CKDMC 智能管理软件，进行线上线下、院内院外数据互联，为患者提供肾脏疾病规范的诊疗和全生命周期的管理。医院门诊或者住院患者均可联系 CKDMC 办公室，免费进行尿液筛查和测血压血糖，经医生评估后登记入组。患者在 CKDMC 可以一站式完成标准化的检验检查，咨询肾脏病相关知识，接受饮食及个性化肾脏病食谱制作指导等。

100. 关于慢性肾脏病，医生实话实说

慢性肾脏病是常见病，中国成年人慢性肾脏病约 10 人中有 1 人。

单纯的血肌酐水平不是判断肾脏病的早期指标和病情轻重的指标。

慢性肾脏病与高血压、糖尿病一样，都难断根，但可防可治，控制好危险因素，照样可以延年益寿过

好日子。

慢性肾脏病早发现早干预，大多不会变成尿毒症；晚发现晚治疗，再怎么努力，尿毒症大概率还是会到来。

从某种程度上来说，得了尿毒症，也要放宽心，因为有很多肾脏病患者到不了尿毒症期，因为肾脏病进展中的心脑血管意外致命更常见。

肾替代技术是目前所有脏器替代中最成熟有效的治疗方式，可以支持肾脏病患者长期生活下去，最长的肾替代治疗已经超过了40年。

慢性肾脏病病程漫长，迁延难愈，要有长期抗病、与病共存的心态，有时"心病"比肾脏病更伤人。

中医药对肾脏病有一定的疗效，但切记中医药也有毒副作用，按疗程辨证施治才是正确的选择。

慢性肾脏病宜清淡饮食，不宜大鱼大肉重口味进补。

血液透析、腹膜透析、肾移植是目前治疗尿毒症的有效手段，未来对生活影响更小的先进替代治疗方式正在研制，肾脏病患者的日子会越来越接近普通人。

参考文献

[1] William E. Mitch, T. Alp Ikizler. 肾病营养治疗手册 [M].6 版 . 刘岩，谭荣韶，译 . 北京：人民卫生出版社，2014.

[2] 陈绪勇，谢莎莎 . 肾脏康复助手 [M]. 北京：北京大学医学出版社，2018.

[3] 黎国器 . 防治尿疾病 拯救尿毒症 [M]. 北京：人民军医出版社，2013.

[4] 林善锬 . 慢性肾脏病贫血 [M]. 北京：中国协和医科大学出版社，2019.

[5] 刘志红，李贵森 . 中国慢性肾脏病矿物质和骨异常诊治指南 [M]. 北京：人民卫生出版社，2019.

[6] 刘志红 . 正确对待尿毒症 [M]. 郑州：郑州大学出版社，2013.

[7] 马迎春 . 慢性肾脏病患者的功能障碍及康复策略 [M]. 北京：科学出版社，2018.

[8] 南京总医院，国家肾脏疾病临床医学研究中心 . 慢性肾脏病患者妊娠管理指南 [J]. 中华医学杂志，2017，97(46)：3604-3611.

[9] 倪兆慧 . 慢性肾脏病患者的血脂管理 [J]. 肾脏病与透析

肾移植杂志，2019，28(4)：349-350.

[10] 上海市肾内科临床质量控制中心专家组.慢性肾脏病早期筛查、诊断及防治指南（2022年版）[J].中华肾脏病杂志，2022，38(5)：453-464.

[11] 俞雨生.护肾有方[M].南京：江苏凤凰科学技术出版社，2022.

[12] 中国医师协会康复医师分会肾康复专业委员会，马迎春.我国成人慢性肾脏病患者运动康复的专家共识[J].中华肾脏病杂志，2019，35(7)：537-543.

[13] 中国医师协会肾脏内科医师分会.中国肾脏疾病高尿酸血症诊治的实践指南(2017版)[J].中华医学杂志，2017，97(25):1927-1936.

[14] 中国医师协会肾脏内科医师分会肾性贫血指南工作组.中国肾性贫血诊治临床实践指南[J].中华医学杂志，2021，101(20)：1463-1502.

[15] 中华医学会肾脏病学分会专家组.中国慢性肾脏病患者血钾管理实践专家共识[J].中华肾脏病杂志，2020，36(10):781-792.

[16] 中华医学会糖尿病学分会微血管并发症学组.中国

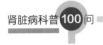

糖尿病肾脏病防治指南（2021 年版）[J]. 中华糖尿病杂志，2021，13(8):762-784.

[17] 左力 . 慢性肾脏病管理手册 [M]. 北京：人民卫生出版社，2018.